ELENA PEILA

DOLCE DORMIRE

Tecniche e Strategie Pratiche Per Curare L'Insonnia e Gli Altri Disturbi Del Sonno In Modo Efficace

Titolo

"DOLCE DORMIRE"

Autore

Elena Peila

Editore

Bruno Editore

Sito internet

http://www.brunoeditore.it

Sommario

Introduzione

"Il Sonno è per l'uomo, ciò che la carica è per l'orologio"
A. Schopenhauer

Quando gli amici mi chiedono cosa mi ha spinto a fare il medico, la prima risposta che mi viene in mente è: "Non lo so, fin da bambina, ho sempre detto che 'da grande avrei fatto il dottore', e così è stato, punto e basta!".

Quando mi soffermo un po' di più a riflettere su questo aspetto scopro che le ragioni di questa mia scelta sono tante, ma alcune sono più forti di altre.

Sin da bambina, ho sempre avuto la "sindrome del primo della classe", dovevo essere la più brava in tutto. Forse perché avevo il fiato di mamma sul collo, o forse perché volevo eccellere in qualcosa. In fondo a scuola era facile eccellere, molto più che in altri aspetti della vita: bastava studiare!

Quale altra facoltà mi avrebbe permesso di manifestare al meglio la mia eccellenza nello studio?

Tuttavia, con il passare del tempo, poco per volta, molti anni dopo la Laurea in Medicina con 110 e Lode, anni dopo la Scuola di Specializzazione in Neurologia, dopo il Dottorato di ricerca in Neuroscienze, dopo il corso di specializzazione in Medicina del Sonno e dopo la brevissima esperienza di studio alla Harvard University, ho realizzato perché ho scelto di fare il medico e in particolare il neurologo.

La mia vanità non c'entra nulla, quella avrebbe potuto essere appagata con un percorso di studi altrettanto curriculare in Giurisprudenza o in Ingegneria Aerospaziale!

Io voglio "aiutare le persone a stare bene": questa è la mia mission. Quando dico "aiutare", non pensate a Madre Teresa, accidenti io faccio il medico!

Tuttavia, durante il mio percorso di studi all'interno di ambienti ospedalieri e universitari, ho capito che curare una persona non significa solamente fare una diagnosi brillante, un intervento perfetto e un piano terapeutico rinnovabile a sei mesi. All'interno del tortuoso palinsesto del sistema sanitario italiano, ho avuto la fortuna di imparare la differenza tra "cure" (curare) e "care" (prendersi cura di).

La malattia di un paziente non è mai solo fisica o organica, ma è sempre frutto di un insieme di fattori, ambientali, psicologici, fisici e sociali. Il medico che non tiene conto di tutti questi fattori, non è un buon medico. Linee guida e protocolli sono strumenti fondamentali per la gestione delle urgenze e per uniformare i principi di terapia.

Tuttavia, imparare ad ascoltare i pazienti è stata la prima tappa del mio percorso di consapevolezza. Ascoltare è il primo passo per comprendere il problema di una persona ed è fondamentale per creare un rapporto di fiducia. Il paziente che si fida di me, è un paziente che mi ascolta di più e che segue bene le terapie prescritte (farmacologiche o comportamentali). Il paziente che si sente ascoltato, si sente aiutato e curato, molto più che con le medicine.

Certo l'ascolto non si può sostituire ai farmaci, ma può essere un aiuto fondamentale in molti casi. All'inizio mi faceva paura questo aspetto del lavoro del medico, perché rendeva tutto molto più complicato ed empirico, non ti potevi affidare solo a linee guida e protocolli.

Col tempo ho superato la mia paura: ho imparato ad alzare lo sguardo dalla tastiera del pc e a guardare il paziente negli occhi, per capire meglio qual è il suo disagio, ma soprattutto per comunicargli che io sono lì, con lui e per lui, e che dal momento in cui ci siamo incontrati, affronteremo il problema insieme, un passo alla volta.

Intendiamoci, io non ho poteri magici, né ho la soluzione di ogni problema nella tasca destra del camice. Ogni giorno, con ogni paziente che incontro, faccio tutto quello che è in mio potere per aiutarlo: questo mi rende felice!

Allora la risposta alla domanda "Perché hai scelto di fare il medico?", forse potrebbe essere: "Perché voglio essere la più brava in tutto"; o forse "Perché so che così posso aiutare le persone a stare meglio"; o forse "Perché fare il medico mi rende felice!". O forse per tutte queste ragioni messe insieme!

La Medicina del Sonno è una disciplina medica che calza a pennello a quella che è la mia idea di "cura". Poche persone si occupano di sonno, pochissime badano alla qualità del loro sonno, eppure trascorriamo dormendo un terzo della nostra vita!

Hai mai pensato quanto possa incidere la qualità del sonno di una notte di 8 ore, sulle successive 16 ore di veglia? Accidenti, sembra assurdo quanto i piccoli gesti quotidiani che diamo per scontati, possano essere di fondamentale importanza per la nostra vita! Mangiare, bere e dormire.

Nessuno di noi può sopravvivere a lungo senza cibo, o senza acqua. E allo stesso modo, nessuno può sopravvivere senza sonno.

Quante volte ti capita di alzarti stanco e passare la giornata a sbadigliare, senza riuscire a concentrarti?
Quante volte ti capita di non riuscire a prendere sonno perché i

pensieri ti frullano in testa? E quante volte ti capita di russare, parlare nel sonno, o crollare addormentato davanti alla tv?

Nessuno ci fa caso, nemmeno andiamo dal medico, perché pensiamo che "Prima o poi andrà a posto", oppure "È normale che io sia stanco perché lavoro tanto, e non ho più 20 anni", oppure ancora "Non vado dal medico tanto non voglio prendere farmaci". Eppure, dormire bene vuol dire vivere meglio, e non solo!

Aver cura del proprio sonno vuol dire avere più energie nelle attività quotidiane, vuol dire proteggere la propria mente dall'invecchiamento precoce, vuol dire garantire al proprio cuore e al proprio sistema metabolico di funzionare correttamente.

I disturbi del sonno si suddividono in diverse categorie, in base alla presentazione clinica dei sintomi. In pratica, c'è chi dorme troppo (Ipersonnie) e c'è chi dorme troppo poco (Insonnie). C'è chi si muove nel sonno (Disturbi Motori del sonno), chi si agita, chiacchiera e fa cose strane (Parasonnie) e chi dorme male a causa di altri fattori esterni che lo disturbano (Disturbi del Sonno secondari ad altre patologie mediche o psichiatriche).

A volte il paziente arriva di sua spontanea volontà, perché non riesce a dormire e di giorno è uno straccio, a volte arriva trascinato dalla moglie che lo sente russare e respirare male (ma lui non si accorge di nulla, ed è piuttosto seccato di doversi sottoporre ad una visita, perché lui sta bene).

Altre volte arrivano mamma e papà, preoccupati per le cose strane che fa il loro bimbo nel letto, a volte il cardiologo mi manda il suo paziente cardiopatico che si è fatto un altro infarto.

La cosa bella però, è che il sonno si può curare! La cura del sonno, ovviamente, varia in base al tipo di disturbo che bisogna affrontare.

L'insonnia è uno tra i più frequenti disturbi del sonno. Si stima che circa il 10% della popolazione soffra di insonnia cronica, ma la prevalenza dell'insonnia occasionale tocca addirittura percentuali tra il 30 e il 40%.

Le cause dell'insonnia possono essere molteplici e spesso le caratteristiche di presentazione dell'insonnia ci danno molte informazioni sull'origine del disturbo. Ad esempio, l'insonnia caratterizzata da ritardo dell'addormentamento è più tipica dei soggetti ansiosi, mentre l'insonnia con risveglio anticipato al mattino è più tipica delle persone con disturbi dell'umore.

L'insonnia intermedia, ovvero caratterizzata da multipli e prolungati risvegli a metà notte, può essere idiopatica (ereditaria), oppure può essere secondaria ad altri disturbi del sonno, come ad esempio la Sindrome delle apnee del sonno o il Mioclono notturno.

Curare la propria insonnia, non vuol dire prendere una pastiglia per dormire e tanti saluti! Curare la propria insonnia vuol dire innanzi tutto identificare una possibile origine. Inoltre, la terapia dell'insonnia cronica è, in realtà, un percorso a multi-step che deve essere effettuato a più livelli: educativo, nutrizionale, psicologico, comportamentale e, eventualmente, farmacologico.

Ciò significa che, se dormi male, devi innanzi tutto imparare a prenderti cura del tuo sonno. L'igiene del sonno può sembrare banale, ma è un concetto fondamentale.

Il nostro cervello ha bisogno di abitudini e di regolarità, e proprio i meccanismi predisposti alla regolazione del sonno hanno un ritmo che, in alcune situazioni, deve essere ripristinato per poter funzionare correttamente.

Rieducare il proprio cervello a dormire con regolarità è il primo step verso la guarigione! Questo meccanismo può essere faticoso all'inizio, ma, se impostato correttamente, con l'aiuto e la guida di uno psicologo specialista in terapia cognitivo-comportamentale, offre dei risultati sorprendenti e soprattutto duraturi.

Ovviamente, gli interventi devono essere applicati su più livelli in maniera integrata e, talvolta (ma non sempre), è necessario ricorrere al supporto di un farmaco, almeno per un periodo transitorio. La terapia farmacologica non deve far paura, se effettuata correttamente e sotto stretta indicazione medica.

I farmaci che vengono utilizzati nell'insonnia cronica possono appartenere a diverse classi farmacologiche (benzodiazepine, antidepressivi, antistaminici, neurolettici), e la maggior parte di essi non portano effetti collaterali, come tolleranza e dipendenza.

Quello che è importante comprendere è che la terapia dell'insonnia è un percorso integrato che coinvolge più aspetti della nostra vita (dalla alimentazione, alle abitudini legate al sonno, alle terapie psicologiche e farmacologiche) e che deve essere fatto insieme.

Dormire bene è il primo passo che dobbiamo fare per poter vivere bene! E anche se il nostro vicino di casa o a volte addirittura il nostro medico di base "liquidano" il problema insonnia come un problema di poco conto, non demordete, e cerca una soluzione.

Buona lettura!
Elena Peila

Capitolo 1
Come funziona il sonno

Hai mai pensato che trascorriamo dormendo un terzo della nostra vita? Otto ore per lavorare, otto ore per dormire, otto ore per fare ciò che si vuole.

Purtroppo, molto spesso non è così, a causa della vita frenetica che facciamo tutti i giorni! Corriamo troppo, lavoriamo troppo, mangiamo male e dormiamo troppo poco. Il nostro corpo, tuttavia, è un organismo meraviglioso e complesso e, per funzionare bene, ha bisogno di essere curato, accudito e coccolato.

Dormire bene è alla base di una migliore qualità di vita! Dormire bene ci permette di essere più attenti e brillanti durante la giornata e svolgere meglio tutte le nostre attività diurne, come il lavoro, lo sport e la vita sociale.

Dormire bene migliora il nostro umore, ci rende meno irritabili e rende più facile l'interazione con gli altri; dormire bene rinforza il nostro sistema immunitario e riduce il rischio di comparsa di malattie croniche; dormire bene migliora la nostra memoria. Dormire bene ci aiuta a dimagrire!

Ma, facciamo un passo indietro: che cos'è il sonno?

Il sonno è una condizione di incoscienza transitoria fisiologica, caratterizzata dalla riduzione del tono muscolare e delle principali funzioni vitali, come la frequenza respiratoria e la frequenza cardiaca.

Per fare un esempio più pratico, potremmo dire che il nostro cervello è "programmato" per andare in "standby" almeno una volta al giorno, per evitare il sovraccarico.

A differenza di un televisore però, durante la notte, il nostro cervello non è spento. Al contrario, durante il sonno il nostro cervello lavora.

Il Sonno, infatti, è un meccanismo di recupero attivo, in cui il cervello mette in atto tutta una serie di azioni che permettono al nostro organismo di "recuperare" energie. Il cuore rallenta, la frequenza respiratoria si riduce, i muscoli si rilassano, il nostro metabolismo si mette in modalità "accumulo".

Ciò significa che, nel corso della notte, parte delle calorie e degli alimenti che abbiamo assunto in eccesso rispetto alla nostra necessità quotidiana, vengono accumulati sotto forma di grassi intracellulari o di membrana, che rappresentano a tutti gli effetti le nostre "scorte energetiche".

Un buon sonno garantisce un corretto "metabolismo energetico" e ci protegge, almeno in parte, dal rischio di sviluppare malattie croniche, come il diabete e l'obesità.

Un'altra funzione fondamentale del sonno è quella legata al consolidamento della memoria. Tutti sappiamo che, dopo aver studiato tutto il giorno per una interrogazione o un esame, una buona dormita è il metodo migliore per "consolidare" quello che abbiamo imparato il giorno precedente.

Ovviamente, non basta dormire con il libro sotto il cuscino!

La memoria viene rinforzata attraverso la "ripetizione". Ad esempio, per imparare a memoria una poesia, la devi ripetere tante volte, ma il sonno permette che l'informazione venga mantenuta più a lungo (consolidata appunto).

Ci sono studi scientifici, inoltre, che dimostrano che durante il sonno il nostro cervello mette in atto meccanismi di riparazione delle cellule danneggiate e dei circuiti neuronali (collegamenti tra le diverse cellule del cervello, i neuroni). Questo significa che chi dorme bene ha un cervello più sano, che funziona meglio e invecchia più lentamente! Ciò avviene non solo perché trattiene meglio le informazioni, ma anche perché in parte si "ripara" e si "rigenera" durante la notte.

Già da queste poche righe avrai capito che, se la *natura* ha previsto che gli esseri viventi debbano dedicare un pezzetto della loro esistenza a dormire (un terzo nel caso degli esseri umani), il sonno è davvero un meccanismo fondamentale per la vita stessa!

Ciascuna specie animale, sulla terra, nell'acqua o in cielo, ha un sonno con caratteristiche diverse, non sempre sincronizzato con il fenomeno luce-buio, come invece accade nell'uomo.

Alcuni animali, ad esempio, hanno un sonno sincronizzato con l'andamento stagionale e vanno in "letargo" nei mesi invernali. Altri animali hanno un ritmo sonno-veglia invertito, ovvero dormono di giorno e sono svegli di notte.

Ciò che è importante, tuttavia, è che, indipendentemente dalla specie, indipendentemente dall'habitat in cui vivono, e indipendentemente dalla distribuzione del loro sonno nell'arco della giornata o dell'anno, tutti gli esseri viventi hanno bisogno di dormire!

Il sonno è un meccanismo di recupero necessario e fondamentale perché possa esistere la vita.

Quali sono i meccanismi che regolano il sonno?
Il sonno è un fenomeno molto complesso che coinvolge in contemporanea diverse aree del nostro cervello. In particolare, è

possibile identificare quattro principali meccanismi che regolano il sonno, anche se esistono molti altri sistemi minori di controllo, ancora in parte sconosciuti.

Il primo meccanismo di cui ti voglio parlare rappresenta il nostro "orologio interno", ed è chiamato "ritmo circadiano". Esiste, infatti, una particolare area del nostro cervello chiamata "ipotalamo", che funziona da "timer" o da orologio automatico.

Questo è il meccanismo principale che detta l'alternanza tra il sonno e la veglia e funziona in maniera automatica, indipendente dal ciclo luce-buio.

Il ritmo di questo orologio interno è determinato geneticamente, ovvero esiste una parte del nostro codice genetico che determina quale è il nostro ritmo sonno veglia.

Ad esempio, alcune persone hanno un ritmo sonno-veglia più spostato in avanti, ovvero si addormentano più tardi degli altri e tendono ad alzarsi più tardi al mattino (gufi). Altre persone, invece, hanno un ritmo sonno-veglia più anticipato, ovvero si addormentano più precocemente e si alzano presto al mattino (allodole).

Il nostro orologio interno, comunque, se fosse lasciato a se stesso e non "integrato" con altri sistemi di regolazione del sonno, avrebbe un "ritmo" con cicli della durata di circa 25 ore, quindi un po' più lunghi della nostra giornata solare.

Nel corso dei primi anni ottanta, sono stati condotti diversi studi su gruppi di persone che vivevano per lunghi periodi, senza essere esposti alla luce solare (ad esempio i lavoratori in miniera) e su persone affette da cecità.

Queste persone potevano usufruire solo di luce artificiale in quanto vivevano per mesi in un luogo chiuso, oppure, nel caso dei soggetti ipovedenti, avevano solo stimoli sensoriali non visivi (ad esempio, la fame).

Era stato osservato che, in assenza di stimoli o influenze esterne, il loro ciclo sonno-veglia assumeva una durata di circa 25 ore e non di 24. Di conseguenza, di giorno in giorno tendevano a coricarsi un'ora dopo e a svegliarsi un'ora dopo, fino a raggiungere una completa inversione del ciclo di sonno, coricandosi a mezzogiorno e alzandosi a mezzanotte.

Questi studi hanno permesso di comprendere che il nostro "orologio interno" è a sua volta influenzato e regolato dal sistema visivo, che permette la sincronizzazione del ritmo circadiano, con l'alternanza luce-buio.

Infatti, gli stessi soggetti che avevano manifestato un'inversione del ritmo sonno-veglia, in assenza della esposizione alla luce del sole, quando sono stati nuovamente esposti all'alternanza luce-buio, hanno progressivamente ripristinato il loro ritmo sonno-veglia regolare.

Il nostro orologio interno, infatti, riceve segnali esterni direttamente dal sistema visivo. Gli stimoli luminosi che arrivano alla retina, oltre a essere trasferiti all'area del cervello dedicata alla vista, dove vengono trasformati in immagine, vengono in parte trasferiti anche all'ipotalamo. In questo modo "sincronizzano" il nostro orologio interno, con il ritmo luce-buio.

Inoltre, quando viene meno la stimolazione della luce solare nelle prime ore serali, il nostro cervello produce una sostanza chiamata melatonina.

La melatonina è un ormone la cui funzione è di "introdurre al sonno" il nostro corpo e il nostro cervello, riducendo in parte le funzioni vitali (frequenza cardiaca e respiratoria, temperatura corporea) e riducendo lo stato di attivazione del nostro cervello.

L'importanza dell'esposizione al ciclo luce-buio è anche sottolineata dal fatto che gli abitanti delle regioni artiche presentano un ritmo di sonno alterato, a seconda della stagione e, di conseguenza, delle ore di esposizione alla luce solare, con un più alto tasso di disturbi depressivi nei mesi invernali.

Questo è un fenomeno molto comune nei paesi del nord Europa, ma si osserva con una discreta frequenza anche nelle nostre latitudini.

L'esposizione alla luce è fondamentale per ottenere un buon risveglio del nostro cervello, per migliorare la capacità di mantenere l'attenzione e aumentare il tono dell'umore. Ci sono, infatti, alcune terapie basate proprio sull'esposizione alla luce (fototerapia), in alcune ore specifiche della giornata, e volte a "risincronizzare" il ciclo sonno-veglia.

Il secondo meccanismo che regola il ciclo del sonno si chiama meccanismo "Omeostatico". Si stratta di un sistema banale, ma molto funzionale.

Alcune aree del nostro cervello, deputate al controllo del ciclo sonno-veglia, e in particolare l'ipotalamo, hanno la proprietà caratteristica di accumulare, durante le ore di veglia, una sostanza chiamata adenosina all'interno delle loro cellule.

Quando la concentrazione di adenosina, all'interno del citoplasma della cellula, raggiunge livelli "critici", la "pressione di sonno" è molto alta e facilmente può presentarsi il cosiddetto "colpo di sonno".

Facciamo un esempio semplice per spiegare meglio questo concetto: immaginiamo un recipiente d'acqua in bilico sul piatto di una bilancia (cellule dell'ipotalamo). Durante tutto il giorno, nel corso delle ore in cui siamo svegli, cadono continuamente goccioline di acqua all'interno del recipiente in bilico (molecole di adenosina), e questo poco per volta si riempie sempre di più.

Quando il recipiente si riempie completamente (livello "critico"), raggiunge un peso tale da far abbassare il piatto della bilancia. Questo movimento della bilancia determina l'inclinazione del recipiente che si rovescia e si svuota (colpo di sonno).

Il recipiente svuotato torna pertanto nella sua posizione iniziale: in alto, vuoto e in bilico, pronto ad accogliere nuove goccioline di acqua nella giornata successiva.

Questo significa che il nostro sonno, non è solo regolato dal ritmo luce-buio, ma è anche indotto dalla stanchezza. Tutti sappiamo che più ore trascorriamo svegli, più accumuliamo stanchezza, più facilmente ci addormentiamo. Le ore di sonno funzionano come meccanismo di scarico o decompressione e permettono alle cellule del nostro ipotalamo di "svuotarsi dalla adenosina".

FIGURA 1

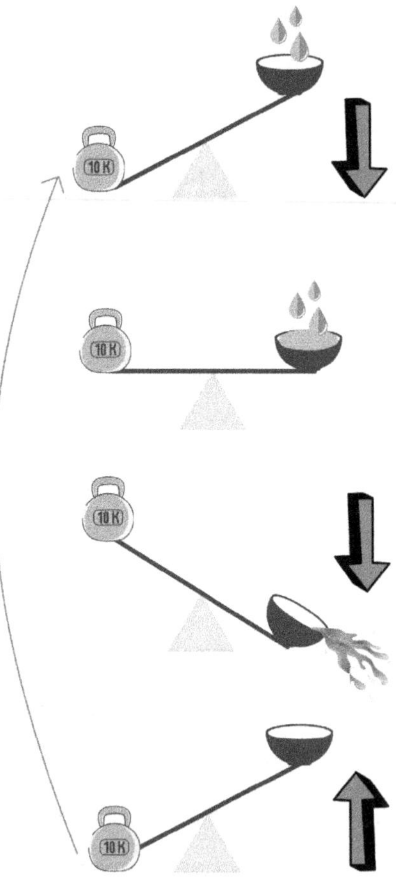

Dopo alcune ore di sonno ci svegliamo belli riposati, pronti per un'altra giornata, pronti per ricominciare ad accumulare stanchezza. Questo meccanismo spiega in parte l'utilità del sonnellino pomeridiano.

Le persone che, per motivi di lavoro, si svegliano molto presto, arrivano a metà giornata e sono già stanchi, poiché la concentrazione di adenosina nelle cellule dell'ipotalamo è già elevata. Fare un sonnellino, permette di "svuotare in parte il recipiente", cioè di alleggerire un po' il nostro cervello dalla stanchezza, in modo da poter resistere svegli ed essere efficienti sul lavoro, ancora per diverse ore, nell'arco della stessa giornata.

Ciò non significa che tutti dobbiamo fare il sonnellino pomeridiano, ma solo che il sonnellino è un buon meccanismo di compenso quando siamo molto stanchi e dobbiamo resistere svegli molto a lungo. L'utilità o meno di fare un sonnellino al pomeriggio dipende dalle caratteristiche del ciclo sonno-veglia di ciascuno di noi.

Non sempre è utile fare un sonnellino durante il giorno, infatti, talvolta, può essere controindicato e, in alcuni casi, proprio dannoso. Mi riferisco, ad esempio, a quelle persone che non dormono bene di notte, perché soffrono di insonnia, o hanno un jet-leg, o sono lavoratori a turni. In questi casi, dormire di giorno, può "sfasare" il loro ritmo di sonno e rendere ancora più difficile e discontinuo il sonno notturno.

Inoltre, il nostro "orologio interno" prevede che ci siano solo due "porte del sonno" nell'arco della giornata. Le porte del sonno sono i momenti della giornata in cui il nostro cervello è più predisposto all'addormentamento e in cui più facilmente noi riusciamo a prendere sonno.

La porta del sonno principale è quella serale, dopo circa un'ora dal tramonto. La porta del sonno secondaria è nel primo pomeriggio, subito dopo pranzo.

Fare un sonnellino durante il giorno, al di fuori delle porte del sonno, può determinare uno squilibrio nel nostro ritmo sonno-veglia e portare sul lungo andare a disturbi del sonno di difficile gestione, oltre che a dare sintomi fastidiosi, come mal di testa e senso di stordimento o confusione, durante le ore diurne.

Questi due meccanismi di cui abbiamo parlato, quello circadiano e quello omeostatico, sono i principali meccanismi regolatori del sonno e sono anche quelli su cui più facilmente possiamo intervenire dall'esterno, nel momento in cui dobbiamo curare una persona che non dorme bene o che ha disturbi del sonno.

Per agire su questi meccanismi e modificarli a nostro vantaggio, tendenzialmente, non abbiamo bisogno di farmaci, ma ci avvaliamo di terapie comportamentali e psico-educative di cui parleremo più avanti.

Esistono, tuttavia, altri meccanismi di regolazione del sonno, altrettanto importanti, su cui tuttavia possiamo agire in maniera più limitata.

Un meccanismo che merita un'attenzione particolare viene chiamato "ritmo ultradiano". Si tratta di un secondo orologio interno, che funziona in maniera indipendente dal "ritmo circadiano" e che determina la continua alternanza tra sonno REM e sonno NREM (non-REM).

Come vedremo anche più avanti, il sonno di una persona adulta è organizzato in cicli che si ripetono per 3-4 volte nell'arco di una notte. Ciascun ciclo è costituito da una prima fase NREM, più lunga, e una seconda fase REM, più breve.

Il sonno REM è il sonno in cui abitualmente noi sogniamo di più, in cui il ricordo dei nostri sogni rimane più vivido. Durante il sonno REM, il nostro cervello è molto attivo e, se ne registriamo l'attività elettrica attraverso degli elettrodi posti sullo scalpo, possiamo vedere che è molto simile alla attività che noi registriamo durante le ore di veglia.

A livello del nostro cervello, in una particolare area chiamata "base del mesencefalo", si osserva una continua alternanza tra sistemi REM-on e sistemi REM-off.

Ciò significa che esiste un delicato equilibrio tra i circuiti neuronali che sono deputati ad "attivare" il sonno REM (REM-on appunto) e i circuiti neuronali responsabili di "spegnere" il sonno REM (REM-off). In particolare, ciascun sistema funziona utilizzando in maniera dominante un neuro-trasmettitore specifico, ovvero una sostanza che viene rilasciata dalle cellule del cervello per comunicare informazioni alle cellule adiacenti.

Nello specifico, i sistemi REM-on utilizzano prevalentemente un neuro-trasmettitore che si chiama Acetil-Colina, mentre i sistemi REM-off sono sistemi "aminergici", ovvero utilizzano due sostanze principali che sono la Serotonina e la Noradrenalina.

Questa informazione, sebbene molto tecnica, è importante. Infatti, la conoscenza di questi sistemi, ci permette di poter utilizzare in modo adeguato alcune terapie farmacologiche che agiscono sui livelli di serotonina e noradrenalina.

Inoltre, alcuni disturbi del sonno compaiono prevalentemente in corso di sonno NREM o di sonno REM, o nel momento di transizione da una fase all'altra. Per cui saper distinguere le fasi del sonno, e identificare in quale fase del sonno compare un particolare sintomo, è fondamentale per riconoscere e curare alcuni disturbi del sonno.

L'ultimo meccanismo regolatore di cui parliamo si chiama

"Inibizione dei sistemi di veglia". Questo meccanismo è il più complesso da comprendere, ma cercherò di spiegarlo in modo semplificato.

Durante le ore il cui il nostro cervello è "sveglio", sono attivi multipli sistemi o "reti di connessione" che collegano le parti più profonde del nostro cervello (talamo, diencefalo e tronco encefalico) con le parti più superficiali (corteccia cerebrale).

La coscienza, intesa come "stato di vigilanza", è resa possibile dall'attività continua di questi sistemi di reti e connessioni e la corteccia cerebrale, ovvero la parte più sviluppata e "moderna" del cervello, è la struttura principalmente responsabile delle nostre azioni, dei nostri pensieri e delle nostre percezioni.

Nel momento in cui ci addormentiamo, vengono messi in atto dei meccanismi che portano all'"interruzione" o "inibizione" dei sistemi che collegano il diencefalo alla corteccia cerebrale, e che sono responsabili del mantenimento dello stato di vigilanza.

Questo meccanismo, pertanto, è il meccanismo principalmente

responsabile dell'addormentamento, quello che determina lo "spegnimento" dei sistemi che mediano la veglia e favorisce l'attivazione dei sistemi di regolazione del sonno (meccanismo circadiano, ultradiano e omeostatico).

Il principale nucleo regolatore di questo meccanismo è situato nella regione anteriore dell'Ipotalamo e si avvale di uno specifico neurotrasmettitore chiamato Gaba (Acido-Gamma-Amino-Butirrico).

Anche in questo caso, la conoscenza di questo meccanismo ci è utile, in quanto alcuni farmaci di comune utilizzo nell'insonnia agiscono proprio su questo sistema, andando a legarsi al recettore del Gaba.

Inoltre, esistono alcune patologie genetiche, come la Narcolessia, in cui c'è un difetto nei sistemi di controllo di questo meccanismo. Ciò comporta che il "meccanismo di inibizione della veglia" si attivi improvvisamente, in maniera indipendente dagli altri meccanismi regolatori del sonno, in qualunque ora del giorno, causando colpi di sonno improvvisi.

Solo da pochi anni, sono in commercio dei farmaci sperimentali studiati per evitare l'improvvisa attivazione di questo sistema, e quindi il colpo di sonno.

Cosa succede durante il sonno?

Mi rendo conto che i meccanismi di regolazione del sonno non siano una cosa semplice da comprendere e da "digerire", ma sono concetti fondamentali per chi debba prendersi cura del proprio sonno, per capire dove e in che modo si possa agire.

Molto più facile e molto più divertente è scoprire cosa succede nel nostro cervello durante il sonno e quali sono le fasi che il nostro cervello attraversa nel corso di una notte di sonno.

Nel 1924 il fisiologo e psichiatra tedesco Hans Berger ebbe, per primo, la brillante idea di registrare l'attività elettrica del nostro cervello, mediante l'applicazione di elettrodi sulla cute della testa, collegati attraverso dei fili a un amplificatore differenziale, che trasformava le modificazioni di potenziale elettrico in deflessioni verso l'alto, o verso il basso, di una riga tracciata da un pennino su un rotolo di carta scorrevole (Elettroencefalogramma).

FIGURA 2

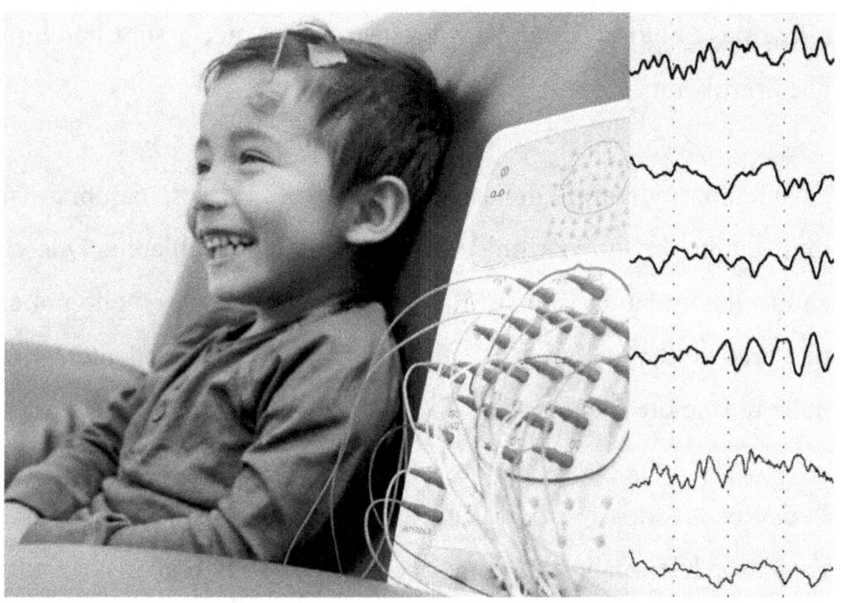

Solo nel 1953, il Prof. Kleitman e il Dott. Aserinsky scoprirono l'importanza di associare alla registrazione dell'attività elettrica cerebrale, anche quella del movimento degli occhi e l'attività muscolare. La storia di questa scoperta è piuttosto curiosa e merita di essere raccontata.

Il Dott. Eugene Aserinsky era studente alla Chicago University e si occupava di studiare il sonno con il suo docente, Prof Nathaniel Kleitman. Si dice che, nel corso delle notti che trascorreva sveglio a lavorare, notò un fenomeno curioso, guardando i suoi bambini che dormivano.

In alcuni momenti della notte, gli occhi dei bambini si muovevano in modo ritmico al di sotto delle palpebre. Questo strano fenomeno avveniva in modo ritmico, più volte nella notte, per una durata di circa 20 minuti ogni volta, prevalentemente nelle ultime ore della notte.

Il Dottor Aserinsky riportò questo fenomeno al suo referente, il Professor Kleitman, e insieme decisero di studiare i loro pazienti durante il sonno, registrando l'attività motoria degli occhi attraverso degli elettrodi posti al canto oculare.

Lo studio, che pubblicarono sulla rivista Science nel 1953, è noto come la prima descrizione storica del sonno REM, in cui il noto acronimo REM sta per Rapid Eyes Movement (Movimenti Oculari Rapidi).

Dopo la scoperta di Kleitman e Aserinsky, gli studi sulla struttura del sonno si moltiplicarono a dismisura, e culminarono con la stesura, nel 1968, da parte del Dr Rechtschaffen e del Dr. Kales, dei criteri internazionali di stadiazione del sonno.

I criteri di R&K sono stati revisionati nel 2005 e successivamente nel 2012 dall'American Accademy of Sleep Medicine (AASM), ma a parte alcune precisazioni e integrazioni inserite alla luce delle nuove scoperte scientifiche, rimangono sostanzialmente validi. I criteri prevedono la registrazione, oltre che della attività elettroencefalografica (EEG) ed Elettro-oculografica (EOG), anche dell'attività muscolare (EMG).

Il sonno viene abitualmente suddiviso in cicli. Come abbiamo detto prima, nel corso di una notte di sonno, possiamo osservare un numero variabile di cicli (abitualmente da tre a cinque), in base alle abitudini e alle caratteristiche di ciascuno di noi.

Ciascun ciclo di sonno dura tra 80 e 110 minuti e presenta una continua alternanza tra una fase NREM (Non REM) iniziale, più lunga, e una fase REM finale, più corta. Ciascuna fase NREM è a sua volta suddivisa in 3 sottofasi (quattro nella originale codifica di R&K): N1, N2 e N3.

La fase N1 dura molto poco e rappresenta la fase dell'addormentamento, mentre la fase N2 è la fase più rappresentata nel corso della notte di sonno, e abitualmente rappresenta circa il 50% della notte. La fase N2 è molto variabile da soggetto a soggetto e l'analisi della sua variabilità è un dato molto importate per lo studio di alcune patologie, quali ad esempio l'insonnia, le apnee del sonno e l'epilessia.

La fase N3 è la fase del sonno profondo, o sonno a onde lente (SWS – Slow Waves Sleep), così chiamato perché l'attività elettrica cerebrale, registrata in questa fase, è molto più lenta e ampia e, dal punto di vista grafico, sul tracciato elettroencefalografico, somiglia al movimento delle onde del mare.

Il sonno a onde lente è la fase del sonno più "riposante", quella che, di fatto, ci fa recuperare di più le forze, e che vediamo molto più rappresentata quando la pressione omeostatica del sonno è molto alta (ovvero quando siamo molto stanchi perché siamo svegli da molte ore e il meccanismo omeostatico di regolazione del sonno spinge per farci addormentare).

Purtroppo, la fase N3 è anche quella più instabile, ovvero la fase che più facilmente si riduce con il passare degli anni, e che più frequentemente scompare in un disturbo del sonno. Se si dice che le persone anziane "dormono peggio", la ragione principale è questa.

Con l'aumentare dell'età anagrafica, non necessariamente, si riducono il numero di ore di sonno, ma il sonno diventa progressivamente più "leggero" e perde progressivamente la sua fase più riposante, il sonno ad onde lente.

Inoltre, quando è presente un disturbo del sonno (come l'insonnia, o il russamento, o la sindrome delle gambe senza riposo) abitualmente il sonno si "alleggerisce". Questo accade perché il disturbo del sonno impedisce ai meccanismi di regolazione del sonno di funzionare regolarmente e di portare il cervello nella fase più riposante (N3).

Ciò significa che la riduzione percentuale di sonno lento, in un soggetto giovane, non è fisiologica ed è pertanto indicativa di qualche disturbo del sonno che va indagato.

Esistono, inoltre, alcuni disturbi del sonno, caratteristici dei bambini, che compaiono preferenzialmente in corso di sonno profondo e determinano un brusco risveglio, o alleggerimento del sonno, associandosi ad alterazioni del comportamento nel sonno del bambino, che spesso possono spaventare i genitori.

Il sonno REM, di cui abbiamo già descritto alcune caratteristiche, è anche definito, per le sue peculiarità, "sonno attivo". A differenza del sonno NREM in cui, procedendo nelle diverse fasi da 1 a 3, si osserva un progressivo rallentamento delle attività cerebrali e delle funzioni vitali, nel corso del sonno REM, l'attività elettrica cerebrale è molto simile alla veglia.

Questo accade perché, durante il sonno REM, il nostro cervello lavora attivamente, con particolare coinvolgimento delle aree temporo-occipitali e del sistema limbico, che sono i sistemi principalmente responsabili della produzione dei sogni.

Queste aree cerebrali svolgono un lavoro attivo di integrazione di ricordi, emozioni, immagini e percezioni, che vengono "assemblati" in sogni.

I movimenti oculari rapidi, che caratterizzano questa fase, altro non sono che movimenti oculari esplorativi, che faremmo normalmente da svegli per esplorare il nostro campo visivo all'interno di un ambiente. Nel sonno noi esploriamo il nostro sogno.

Un importante meccanismo protettivo, che viene messo in atto dal nostro cervello durante il sonno REM, è l'inibizione del sistema muscolare (atonia muscolare). Infatti, durante il sonno REM, il nostro corpo è completamente paralizzato. Questo meccanismo ci protegge dal "mettere in atto i nostri sogni", cioè dall'alzarci dal letto addormentati per seguire un bianconiglio e di buttarci giù dal balcone senza accorgercene.

A volte, si può verificare una condizione in cui, anche se il cervello si "sveglia dal sonno REM", il corpo rimane in atonia muscolare, paralizzato per qualche istante. Ti sarà capitato una volta nella vita di svegliarti e non riuscire a muoverti per qualche secondo?

Si chiama "paralisi isolata del sonno", e non è di solito una condizione pericolosa. Può far paura all'inizio, perché hai la sensazione di non riuscire a sbloccarti, ma poi passa, e non dà alcun tipo di problema. Se invece, capita in maniera ricorrente, potrebbe essere utile fare un approfondimento.

Esistono, tuttavia, alcuni disturbi del sonno in cui viene meno l'atonia muscolare, e questo meccanismo di protezione viene a mancare. In questo caso, alcune persone sono in grado di muoversi durante il sonno REM.

A chi non è capitato, almeno una volta nella vita, di avere un episodio di sonnambulismo? Nei bambini capita molto di frequente, soprattutto in sonno NREM, ed è considerato normale.

Nell'adulto è più raro e bisogna distinguere in quale fase del sonno capita. Per questo motivo, se ti capita abitualmente di alzarti di notte, muoverti o parlare durante il sonno, sarebbe utile fare una polisonnografia, ovvero una registrazione del sonno con elettrodi cerebrali, oculari e muscolari.

In quale fase del sonno sei? Cosa sta facendo il tuo cervello? Sei sveglio? Stai dormendo? Stai sognando? Si tratta una crisi epilettica o di un fenomeno parassonico?

Come abbiamo visto, l'importanza di riconoscere le diverse fasi del sonno, sta nel fatto che alcuni disturbi compaiono preferenzialmente in una fase piuttosto che in un'altra. Identificare in quale fase compare un determinato sintomo, ci aiuta a fare una diagnosi corretta, e, di conseguenza, ad aiutare chi non dorme bene a risolvere il suo problema.

In parte abbiamo già visto che il sonno si modifica nel corso della nostra vita. È ovvio che il sonno di un bambino non è come il sonno di un adulto, e tanto meno di un anziano. Ciò significa che curare l'insonnia di un bambino non è come curare l'insonnia di un anziano.

Bisogna tener conto dell'età, del genere (maschile o femminile), dei farmaci che sta assumendo per altre patologie, di tutte le variabili e condizioni, che caratterizzano ciascuno di noi.

Purtroppo, molti nostri colleghi, non specialisti, hanno la brutta abitudine di sottovalutare l'importanza del sonno e di "risolvere il problema" rifilando una pastiglietta al paziente che dorme male. Dare una pastiglietta non è la soluzione!

Il nostro cervello è una macchina meravigliosamente perfetta. Io mi emoziono e mi stupisco ancora oggi, dopo tanti anni, a riflettere su come tutto, nel nostro cervello, ha un ordine, un posto e una funzione: tutto è in perfetta armonia!

Quando questa armonia viene turbata da qualche problema esterno (il vicino di casa sta martellando contro un muro, sei ansioso per un esame all'università, sei stressato per il carico di lavoro e il tuo capo ti assilla) o interno (hai un disturbo respiratorio, hai dolore, hai gli incubi di notte, hai fastidio alle gambe), non puoi pensare che sempre la stessa pastiglietta risolva tutto quanto.

Siamo giunti così alla fine di questo lungo e faticosissimo primo capitolo. Mi rendo conto di essermi dilungata in concetti forse complessi e forse noiosi.

Nel corso dei prossimi capitoli capirete perché era utile parlarne. La morale della favola però vuole essere questa:

Il sonno è un meccanismo complesso e antico, comune a tutti gli esseri viventi, ed è fondamentale per la nostra esistenza. Proteggerlo e averne cura è compito di ciascuno di noi, perché se dormiamo bene, viviamo meglio!

Riepilogo Del Capitolo 1:

- **Segreto n. 1**: I meccanismi fondamentali che regolano il sonno sono quattro: meccanismo circadiano, meccanismo omeostatico, meccanismo ultradiano e meccanismo di inibizione dei sistemi di veglia.

- **Segreto n. 2**: Il sonno può essere studiato mediante la registrazione di alcuni parametri, come l'attività elettrica cerebrale, i movimenti oculati e l'attività muscolare (polisonnografia).

- **Segreto n. 3**: Nel corso della notte possiamo identificare diverse fasi del sonno: una fase NREM più lunga e una fase REM più breve. L'alternarsi delle fasi NREM e REM rappresenta un ciclo di sonno. Nel corso di una notte ci sono abitualmente 3-4 cicli di sonno.

- **Segreto n. 4**: Il sonno ha numerosissime funzioni, tra cui il recupero della stanchezza, il consolidamento della memoria, la riparazione dei sistemi neuronali, la riorganizzazione del metabolismo energetico.

- **Segreto n. 5**: Trascorriamo dormendo un terzo della nostra vita. Il sonno è un meccanismo comune a tutti gli esseri umani e animali ed è fondamentale per l'esistenza della vita stessa.

Capitolo 2
Come riconoscere i disturbi del sonno

Ti capita ogni tanto di trascorrere una notte in bianco, a girarti e rigirarti nel letto tutta la notte, guardando l'orologio ogni tre minuti? Proprio non riesci a rilassarti, non trovi la posizione giusta, eppure devi! Perché poi sai, che quando squilla la sveglia, ti devi alzare e il giorno dopo sei davvero uno straccio, nemmeno riesci a fare due più due!

Quante volte ti capita alla sera di essere così stanco che ti addormenti sul divano mentre guardi la TV? Accidenti, eppure volevi vedere come andava a finire quel film. Poi ti svegli tutto rintontito a mezzanotte passata, o tua moglie ti scuote per convincerti a trasferirti nel letto e, una volta che sei tutto bello lindo e profumato, con il pigiamino di flanella, pronto per la nanna… niente: il sonno ormai se n'è andato.

Allora ti fai un giro, ti prepari uno spuntino, leggi un libro, guardi ancora un po' di TV (anche se a quell'ora non c'è più niente di interessante) e poi finalmente, dopo qualche ora, ti riaddormenti con la bocca impastata, gli occhiali sul naso o il cellulare in mano… Drin! E infine le sveglia suona imperturbabile, alla stessa ora del giorno successivo, riscuotendoti dal tuo sonno più profondo.

Quante volte passi la giornata con le occhiaie, a sbadigliare e a lottare contro il sonno, ogni volta che ti siedi da qualche parte? In treno, in tram, durante una riunione, a lezione, davanti alla tv, davanti a un libro o a tavola dopo pranzo.

Le palpebre si fanno pesanti, la testa inizia a ciondolare e bam: ti sei addormentato! Se ti va bene, il tuo vicino ti riscuote dolcemente, se ti va male inizi a russare sonoramente in pubblico.

Vogliamo parlare, invece, di quando, stanco morto, ti addormenti appena appoggi la testa sul cuscino e inizi a russare come un treno? Certo, tu non te ne accorgi perché dormi pacifico e beato.

Chi è accanto a te, però, inizia a mettere in atto tutta una serie di rituali ricorrenti: ti chiama, ti soffia nell'orecchio, ti scuote un po', ti scuote un po' di più, ti tappa il naso, si tappa le orecchie e così via. Poi, inspiegabilmente, una notte ti ritrovi a dormire sul divano, perché tua moglie non ti vuole più nel letto (fai troppo rumore).

Ci sono delle notti, poi, in cui non riesci a tener ferme le gambe, inizi a muoverle, a spostarle, a massaggiarle, a far schioccare le dita. Accidenti che fastidio! Un po' bruciano, un po' formicolano, un po' danno solo noia.

Ma niente, fermo non riesci a stare. A un certo punto devi alzati a far due passi, così finalmente hai un po' di sollievo. Certe notti, invece, danno così fastidio che devi mettere le gambe a mollo nell'acqua fredda e aspettare che il bruciore si attenui un po', oppure devi ricorrere a una bella crema rinfrescante che massaggi a lungo, prima di avere un po' di sollievo. Certo non capita tutti i giorni, ma quando succede è proprio una tortura.

E poi quella volta che ti sei svegliato improvvisamente nel sonno? Mamma che paura! Ti sei seduto e ti sei messo a urlare. Nemmeno sapevi dov'eri, era buio e non riuscivi a orientarti.

Il cuore batteva come un treno e avevi il fiatone. Solo dopo qualche istante, sei riuscito ad accendere la luce e a raccapezzarti. Uno spavento incredibile, e poi per nulla. Nemmeno stavi facendo un brutto sogno.

Qualche volta, invece, i brutti sogni vengono e non ti lasciano riposare tranquillo. A volte parli nel sonno rispondendo alle persone che popolano il tuo sogno, o ti alzi e te ne vai in giro per casa a far cose strane, come se dovessi prendere un autobus o fare un lavoro importante, ti metti una scarpa e una ciabatta e poi discuti con le tende. Mamma mia che ridere, il giorno dopo, quando te lo raccontano: "Ma io ho fatto questo??? Ma figuriamoci!"

Bisogna dire che in effetti nel sonno possono accadere un sacco di cose. Abbiamo visto, nel capitolo precedente, che i meccanismi che regolano il sonno sono tanti e diversi e funzionano insieme in un delicato equilibrio. Abbiamo visto che, durante il sonno, il nostro corpo e il nostro cervello fanno un sacco di cose, non è che se ne stanno spenti per otto ore.

Abbiamo visto che, nel corso delle ore di sonno, il nostro cervello, i nostri occhi e i nostri muscoli modificano la loro attività in base alla fase del sonno in cui ci troviamo.

Quando uno, o più di questi delicati meccanismi, si interrompe, o si inceppa per qualche motivo, il nostro sonno inizia a essere meno stabile e meno riposante e possono venire fuori dei veri e propri disturbi.

La Società Americana di Medicina del Sonno (AASM – American Academy of Sleep Medicine), classifica i disturbi del sonno in sei principali categorie:

- Ipersonnie: disturbi del sonno in cui il soggetto dorme troppo;

- Insonnie: disturbi del sonno in cui il soggetto dorme troppo poco o in maniera inefficiente;

- Disturbi del ritmo circadiano: disturbi in cui il ritmo sonno-veglia non è sincronizzato al ciclo luce-buio;

- Parasonnie: disturbi del comportamento che compaiono preferenzialmente durante il sonno REM o NREM;

- Disturbi motori del sonno: disturbi del movimento che compaiono durante il sonno;

- Disturbi del sonno secondari a patologie mediche o psichiatriche.

L'ultima categoria è in realtà un grande calderone che può racchiudere in sé anche le prime quattro categorie. Cerco di spiegarmi meglio.

Qualunque sia il disturbo del sonno a cui ci troviamo davanti (insonnia, ipersonnia, parasonnia o disturbo del movimento), dobbiamo sempre chiederci, come prima cosa, se il disturbo nasce perché si è inceppato uno dei meccanismi che regolano il sonno, oppure se c'è un fattore "esterno" che disturba la qualità del sonno.

Un esempio molto semplice e molto frequente è quello del dolore. Se hai dolore alla schiena per una sciatalgia e non riesci a stare sdraiato perché, in ogni posizione che assumi, ti parte la scossa alla schiena, è ovvio che non riuscirai a dormire. Passerai la notte in bianco, svegliandoti continuamente per il dolore.

In questo caso non possiamo parlare di "insonnia primaria", ma è un'insonnia secondaria al fatto che hai male alla schiena e il dolore ti tiene sveglio.

Allo stesso modo, se sei una neomamma e stai allattando il tuo bambino, è ovvio che avrai un pessimo sonno, perché i lattanti, per loro naturale necessità, si svegliano tante ore per notte, soprattutto nei primi mesi e hanno bisogno delle continue attenzioni della mamma. Anche in questo caso, non possiamo parlare di insonnia, ma solo di disturbo della qualità del sonno secondario alla condizione del puerperio.

Le cose cambiano se il cattivo sonno della mamma persiste anche dopo, una volta che il bambino è un po' cresciuto e ha iniziato a dormire tutta la notte. In questo caso, il sonno della mamma non è più disturbato, ma continua essere alterato, perché durante il puerperio si è "sregolato" il ritmo del sonno.

Le condizioni mediche o sociali che causano insonnia o cattiva qualità del sonno sono potenzialmente infinite. Molti farmaci possono modificare il ritmo del sonno e far sì che il soggetto non dorma bene. Anche alcune malattie metaboliche, come i disturbi della tiroide, il diabete o l'obesità possono dare delle alterazioni del ritmo del sonno.

Spesso, dopo un intervento al cuore o una patologia cardiaca come l'infarto, possiamo sviluppare insonnia. Inoltre, molte patologie respiratorie, come l'asma o la bronchite cronica, possono compromettere la qualità del sonno.

Per non parlare di tutte quelle persone che svolgono una attività lavorativa a turni e che cambiano continuamente, ogni 2-3 giorni, l'orario in cui devono coricarsi e riposare. È ovvio che spesso questa condizione lavorativa determina un'alterazione del meccanismo circadiano, determinando una severa difficoltà, per alcune persone, a riposare in maniera regolare ed efficiente.

L'insonnia da turnista è purtroppo una condizione molto frequente e, anche se non si tratta di un'"insonnia primaria", ne parleremo più approfonditamente nel capitolo dedicato all'insonnia e ai disturbi del ritmo circadiano.

Una fetta molto importante dei disturbi del sonno è rappresentata da tutte quelle condizioni legate alla presenza di patologie neurologiche o psichiatriche, come ad esempio la demenza, l'ansia, la depressione e la psicosi. In questo caso, non è possibile distinguere l'origine dei disturbi, perché spesso i sintomi sono simili, o sovrapposti, e talvolta l'insonnia è solo la punta dell'iceberg.

Ma cerchiamo ora di affrontare e descrivere i principali disturbi del sonno, suddividendoli in base alle categorie definite dall'AASM: ipersonnie, insonnie e disturbi del ritmo circadiano, parasonnie, disturbi motori.

Le Ipersonnie: si definisce ipersonnia un disturbo del sonno caratterizzato da una eccessiva sonnolenza durante il giorno, e da un tempo di sonno totale prolungato.

Non necessariamente si tratta di un sonno qualitativamente buono, anzi, abitualmente è un sonno disturbato o alterato in qualche modo, ma la durata totale del sonno è aumentata, e soprattutto il soggetto ha sempre sonno.

L'eccessiva sonnolenza diurna (EDS) è un problema sia medico che sociale. Infatti, quando fai fatica a svegliarti al mattino, rimani addormentato e sonnolento per tutta la mattina o addirittura per tutta la giornata, tutto diventa più complicato.

Il problema è a più livelli: in primo luogo, il nostro organismo ha un metabolismo più lento, fa più fatica a bruciare grassi e, tutti quei meccanismi biologici coinvolti nel metabolismo basale e nei ritmi circadiani, possono essere compromessi. Di conseguenza, il nostro corpo può sviluppare più facilmente patologie croniche, quali diabete, obesità, ipercolesterolemia, patologie autoimmuni, disturbi dell'alimentazione e dell'umore.

Inoltre, un'elevata sonnolenza diurna fa sì che le nostre capacità di mantenere l'attenzione e la concentrazione siano ridotte, compromettendo di conseguenza anche le nostre capacità mnesiche (in particolare la memoria a breve termine) e riducendo in questo modo la nostra efficienza sul lavoro e in tutte le nostre attività quotidiane.

Ne consegue un aumentato rischio di incidenti sul lavoro (basti pensare alle attività lavorative a rischio, su ponteggi elevati o con macchinari di precisione) e di incidenti stradali. Il problema della sonnolenza o della ridotta attenzione alla guida è una questione di primaria importanza, soprattutto per quelle categorie di lavoratori che passano molte ore alla guida, su percorsi prolungati o monotoni.

Allo stesso modo, per gli autisti dei mezzi pubblici che guidano tutto il giorno nel traffico cittadino e necessitano di un elevato livello di attenzione e prontezza di riflessi.

Uno studio condotto nel 2003, dall'Istituto dell'Economia e dei Trasporti Norvegese (Toi) hanno evidenziato che il rischio di incidenti stradali in un soggetto con sonnolenza, o affetto da disturbi del sonno che possono provocare sonnolenza, è da 2 a 7 volte più alto che nei soggetti normali, ed è doppio rispetto al rischio di incidenti indotto dalla assunzione di sostanze psicotrope (farmaci, droghe o alcol).

Inoltre, studi condotti dall'Aci dimostrano che stare svegli per 24 ore di fila comporta un rischio di incidente stradale pari a quelli provocato da un tasso alcolemico pari a 1 g/dl. Ricordiamoci che la legge italiana (ed europea) prevede il limite di utilizzo degli autoveicoli per un tasso alcolemico di 0,5 g/dl.

Ciò significa che persone che hanno un rischio di addormentamento elevato, o un severo calo delle capacità di attenzione, e che hanno un rischio di incidenti più elevato di chi assume una o due unità alcoliche, possono mettersi alla guida, senza alcun tipo di controllo da parte delle autorità competenti.

Nel corso degli ultimi anni, la normativa italiana ha iniziato a conformarsi alla normativa della Comunità Europea (Direttiva 2014/86/UE), che prevede un controllo nel rinnovo della patente per le persone affette da alcune forme di ipersonnia primaria e secondaria, ma in effetti siamo ancora lontani da un reale controllo della problematica.

Un'ulteriore considerazione legata al problema della sonnolenza diurna sta nella ridotta produttività. Nell'epoca in cui siamo tutti protesi a ottimizzare i risultati di produzione delle aziende, sfruttando al massimo le potenzialità sia diurne che notturne degli stabilimenti e distribuendo il lavoro dei dipendenti sui tre turni, ancora non siamo giunti a comprendere che la qualità del sonno dei dipendenti (e non solo la qualità delle condizioni lavorative) è un fattore importante per la loro produttività.

Un dipendente contento è certamente più produttivo di uno scontento, ma, se ha sonnolenza, la sua resa sul lavoro sarà inferiore, sia in termini di efficienza che di accuratezza. Questo concetto non vale solo per le grandi catene di produzione, ma anche e soprattutto per tutte quegli impieghi che richiedono capacità creative, relazionali e sociali o di programmazione e organizzazione.

Tutto questo significa che un'eccessiva sonnolenza diurna, non è solo un problema medico, legato alla ridotta qualità di vita di ciascuno di noi, ma è anche soprattutto un problema socio-sanitario: sia per il rischio a cui la persona con sonnolenza espone se stesso e gli altri (rischio di patologie acute o rischio di incidenti), sia per i costi socio sanitari che ne derivano (costi di ospedalizzazione, costi di ridotta produttività, costi legati agli errori sul lavoro).

Quando parliamo di ipersonnie, bisogna distinguere le forme primarie da quelle secondarie. La più famosa tra le ipersonnie primarie, anche se non la più frequente, è senza dubbio la Narcolessia.

La Narcolessia è una patologia genetica, che abitualmente si sviluppa già in età infantile, anche se molto spesso non viene riconosciuta dai medici non esperti di sonno, e spesso viene trattata per anni come un disturbo psichiatrico.

Non è stato ancora riconosciuto il gene determinante di questa patologia, ma è stata osservata una aumentata prevalenza della mutazione del gene HLA DQB1*0602 nel 40% dei pazienti narcolettici. La narcolessia è legata alla ridotta produzione di due proteine chiamate Iprocretina 1 e 2 (o Oressina 1 e 2). La scoperta di questo sistema di Oressine è piuttosto recente, risale alla fine degli anni novanta, da parte di due gruppi di ricerca, che pur lavorando separatamente, sono giunti alla scoperta quasi in contemporanea. Le Oressine sono delle proteine deputate al controllo del delicato equilibrio tra sistemi, che mediano la veglia e sistemi che mediano il sonno.

Se ricordi quello che abbiamo raccontato nel precedente capitolo, in merito ai meccanismi di regolazione del sonno, ti ricorderai che l'addormentamento è un fenomeno mediato dal lavoro integrato e coordinato del meccanismo circadiano (il nostro orologio interno, sincronizzato con il buio, che ci diche che è ora di dormire), dal meccanismo omeostatico (meccanismo di accumulo che determina l'attivazione del sonno come meccanismo di "scarico" quando abbiamo accumulato troppa stanchezza) e dal meccanismo di inibizione dei sistemi attivatori deputati alla veglia (meccanismo che tramite dei circuiti inibitori mediati dal Gaba, "spegne" i sistemi di attivazione della vigilanza).

Per fare un esempio più semplice, immaginate una bilancia su cui, da una parte, pesano i meccanismi che attivano il sonno e, dall'altra, pesano i meccanismi che mediano la vigilanza e la coscienza. A seconda di quale piatto della bilancia pesa di più, il nostro cervello oscilla continuamente, tutti i giorni, tra il sonno e la veglia.

Le Oressine sono proteine la cui funzione è di "pesare" o "spingere" sul piatto della veglia, e di bloccare i sistemi che favoriscono il sonno.

FIGURA 3

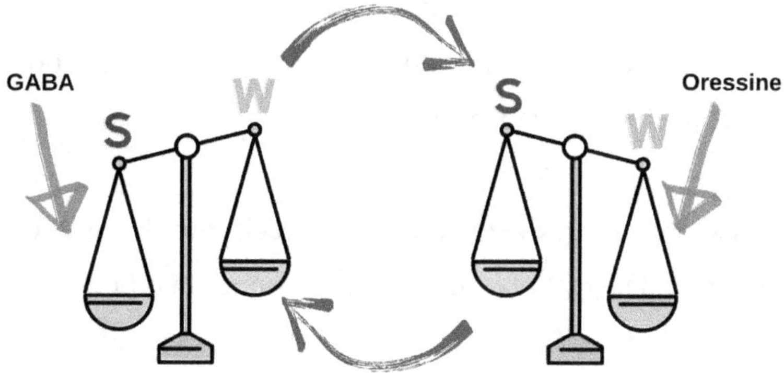

Nei soggetti affetti da Narcolessia, questo sistema di Oressine è gravemente carente. Per questo motivo, la bilancia, che oscilla ogni giorno tra sonno e veglia, è meno stabile, perché il "piatto della veglia" pesa di meno. Questo fa sì che, invece di mantenere il piatto della veglia abbassato per 12-16 ore durante il giorno, la bilancia oscilli più frequentemente durante la giornata spostandosi verso il piatto del sonno improvvisamente, e più volte nell'arco delle 24 ore.

Questo fenomeno, dal punto di vista comportamentale, si traduce, per il paziente, in continui e improvvisi addormentamenti durante il giorno, a cui il soggetto non è in grado di resistere e che, spesso compaiono, nei momenti più inaspettati (a tavola, sotto la doccia, sul lavoro e così via). Di solito si tratta di brevi sonnellini di 5-10 minuti, dopo di che il soggetto si sveglia bello arzillo e brillante, completamente riposato, e riparte come se niente fosse.

Non sempre i colpi di sonno sono così eclatanti da far sì che chi sta intorno al soggetto se ne accorga. A volte sono brevissimi nap (sonnellini) davanti allo schermo del pc o nel corso di una riunione.

A volte i pazienti, pur non sapendo di avere questo disturbo, imparano da soli a prevenire i colpi di sonno, facendo dei sonnellini programmati a metà mattina e a metà pomeriggio (in modo da scaricare la pressione omeostatica del sonno), così da non cadere addormentati nelle situazioni sociali che richiedono la loro presenza e la loro attenzione.

Gli improvvisi colpi di sonno non sono però l'unico sintomo della narcolessia. Infatti, per poter fare diagnosi di questa patologia, è necessario che siano presenti anche altri sintomi.

Il sintomo più eclatante è quello della "cataplessia". Per "cataplessia", si intende l'improvvisa comparsa di debolezza muscolare di uno o più gruppo muscolari, che viene abitualmente scatenata da uno stress emotivo (una risata di gusto, una emozione forte, una litigata etc.).

Spesso i pazienti presentano forme di cataplessia parcellare o parziale, ovvero che coinvolge solo alcuni muscoli, come ad esempio i muscoli del collo. Un fenomeno caratteristico è la testa che "crolla" e "ciondola improvvisamente", o una parte dei muscoli del viso. Altre volte può coinvolgere le braccia, o le gambe e, meno frequentemente, tutti i muscoli del corpo.

Si tratta di un sintomo piuttosto subdolo e difficile da riconoscere, perché spesso è sottovalutato dalla persona che lo sperimenta, oppure perché il paziente è abituato da tanto tempo a sperimentare questa sensazione e non ci fa più caso, oppure, ancora, perché nel tempo ha imparato a mettere in atto dei meccanismi di compenso che ne prevengano la comparsa.

Ad esempio, ricordo di un paziente che lavorava in un cantiere e che se ne stava sempre per i fatti suoi, sempre serio e sulle sue, senza socializzare troppo con i colleghi, con cui comunque si trovava bene. Solo durante la pausa pranzo si avventurava a sedersi con loro per trascorrere il pranzo insieme. Badava sempre rigorosamente di essere seduto.

Questo perché, durante la pausa, potevano girare chiacchiere storielle e battute che scatenavano le sue risate, ma le risate, lui sapeva bene, gli avrebbero potuto provocare la "cataplessia", ovvero lo strano fenomeno che lui non conosceva per nome, ma conosceva bene perché lo disturbava fin da bambino. Ciò lo faceva crollare a terra, gambe molli, tutte le volte che rideva o si arrabbiava.

Questo paziente non aveva mai pensato che questa sua "caratteristica", che suscitava tanta ilarità nei suoi compagni di scuola quando era un ragazzetto, poteva essere sintomo di una patologia, tuttavia negli anni aveva imparato a conoscersi e a "prevenire" la comparsa di questi fenomeni, mediante degli accorgimenti (si metteva seduto nelle situazioni che sapeva avrebbero potuto scatenare l'evento), al punto che il sintomo passava del tutto inosservato agli occhi di chiunque, persino dei medici che lo avevano visitato prima di me.

Quando lo visitai la prima volta gli feci la domanda che faccio a tutti i soggetti con ipersonnia per indagare la possibilità che abbiano una cataplessia: "Le capita mai, dopo un'emozione forte, di sentirsi improvvisamente debole, con le gambe molli, al punto di doversi sedere, altrimenti crollerebbe a terra?".

A quel punto, mi guardò con gli occhi spalancati e stupiti e mi disse: "Ma lei come fa a saperlo?". Di certo io non sapevo che a lui capitasse questo fenomeno, ma stavo cercando dei possibili sintomi suggestivi per Narcolessia.

La "cataplessia" è un sintomo molto caratteristico, e quando è presente, insieme agli improvvisi colpi di sonno, è sufficiente per fare diagnosi di Narcolessia. Tuttavia, è un sintomo piuttosto raro, talvolta presente in maniera impercettibile (soprattutto se coinvolge solo piccoli gruppi muscolari del viso o delle mani).

Pertanto, è necessario indagare la presenza di altri sintomi che possono essere presenti nella Narcolessia, che sono le "paralisi isolate", le "allucinazioni ipnagogiche" e i "sogni vividi".

Questi sono sintomi molto più frequenti e, abitualmente, si possono trovare anche in maniera isolata e sporadica, anche in persone del tutto sane, non affette da Narcolessia. Solo quando sono presenti tutti insieme nello stesso paziente e ricorrono in maniera regolare, allora bisogna pensare alla possibilità di questa patologia.

Per "paralisi isolata" si intende quel fenomeno molto frequente che avviene nel dormiveglia, prevalentemente al mattino al risveglio. Si tratta di una condizione molto simile a un sogno, in cui il nostro "cervello" è già sveglio, ed è in grado si sentire e percepire l'ambiente circostante (suoni, voci, odori, movimenti), ma il nostro corpo è ancora addormentato e nello specifico paralizzato.

Vi ricorderete che abbiamo raccontato come durante il sonno REM i nostri muscoli siano "paralizzati" da un sistema di controllo che ci protegge dal "mettere in atto in nostri sogni". Quando ci svegliamo dal sonno REM, a volte può capitare questo fenomeno di "dissociazione" tra corteccia cerebrale e sistema neuro-muscolare.

La corteccia cerebrale si sveglia, ma il nostro corpo rimane paralizzato per qualche istante. Ti sarà capitato senz'altro di sperimentare questa situazione, in maniera più o meno marcata. A volte è solo una sensazione impercettibile, molto simile a un sogno, a volte invece può essere un evento più traumatizzante.

Può capitare, infatti, che ti svegli, non riesci a muoverti e non riesci ad aprire gli occhi, vorresti parlare e chiamare qualcuno per chiedere aiuto e non ci riesci, anche bocca e corde vocali non rispondono ai tuoi ordini. Magari, sono solo pochi minuti, ma sono minuti di panico e angoscia in cui non riesci a sbloccarti.

Poi, come per magia, spontaneamente, o perché qualcuno di tocca e ti scuote lievemente, riesci a uscire da questo "impasse" e torni alla luce. È una sensazione spiacevole, che può far paura, ma di fatto non è un fenomeno pericoloso, né patologico.
È da tenere in considerazione come possibile sintomo di Narcolessia, quando associato ad altri fenomeni.

Un altro sintomo caratteristico è la comparsa di *allucinazioni* Ipnagogiche (all'addormentamento) o ipnopompiche (al risveglio). Anche questo è un fenomeno di "dissociazione del sonno REM", ma è esattamente il fenomeno opposto di quello che capita nelle paralisi isolate.

In questi casi, la corteccia cerebrale continua a sognare, a mantenere lo stato onirico tipico del sonno REM, mentre il nostro corpo e una parte del nostro cervello, si svegliano. Quindi, ci può capitare che nel dormiveglia, subito prima di addormentarci, o poco dopo esserci svegliati, possiamo vedere delle immagini, delle cose, delle persone, sentire suoni e voci, che di fatto non sono reali, ma sono frutto della nostra fantasia e immaginazione.

Si tratta in realtà, di frammenti del nostro sogno che vengono proiettati, attraverso la nostra mente e i nostri occhi, all'interno dell'ambiente in cui ci svegliamo e che possono quindi sembrare vere e proprie allucinazioni. Questo è il motivo principale per cui, molti pazienti narcolettici, non vengono riconosciuti e spesso vengono trattati per anni come pazienti psichiatrici, ricevendo prescrizioni di terapia antipsicotiche che di fatto non funzionano (perché non si tratta di vere allucinazioni).

Questo, ovviamente, non significa che tutti i pazienti schizofrenici potrebbero avere la Narcolessia, ma che quando ci arriva un paziente che ci racconta di avere delle allucinazioni nel dormiveglia, dobbiamo pensarci e indagare bene tutte le possibilità. A questo proposito, ricordo un aneddoto carino che riguarda un paziente che ho visitato alcuni anni fa:

Si trattava di un sacerdote di circa 60 anni, che viveva in un convento da molti anni. Veniva da me perché non riusciva a dormire bene e, a volte, si addormentava durante il giorno. Diciamo che la Narcolessia non è la patologia principale che indaghi in un paziente di 60 anni, che dorme male e ha sonnolenza durante il giorno.

Come vedremo più avanti, ci sono altre condizioni molto più frequenti e più probabili che devono essere tenute in considerazione. Per puro caso, mi si accese la lampadina quando questo sacerdote mi raccontò che, a volte, gli capitava di addormentarsi durante le preghiere e che, a volte, era così concentrato nella preghiera che "vedeva il Signore e gli Angeli intorno a lui che gli parlavano".

Mi descrisse bene una situazione in cui "non era addormentato", ma era immerso da diverso tempo in una condizione di preghiera e meditazione in cui, a volte, poteva cadere addormentato per qualche minuto, da cui a volte poteva accedere a questo stato trascendentale di contatto con il Divino.

Di certo, non sapremo mai la verità, né sapremo mai se il sonno è davvero uno dei modi in cui Dio decide di manifestarsi a chi crede in Lui. Ma, posso dirvi che gli esami effettuati su questo "paziente" confermarono il sospetto clinico di Narcolessia.

L'ultimo sintomo caratteristico della Narcolessia è la presenza di Sogni Vividi. Per sogno vivido si intende un sogno così realistico, da sembrare vero e che, al nostro risveglio, non sempre è distinguibile dalla realtà. Questo fenomeno è abbastanza comune, anche in chi non soffre di Narcolessia e talora, nei casi più eclatanti, è responsabile della formazione di falsi ricordi (ovvero consideriamo un fatto che abbiamo sognato come un ricordo reale).

La diagnosi di Narcolessia spesso arriva tardivamente, perché i sintomi sono confusi e, non sempre, tutti presenti nello stesso soggetto. Talvolta, abbiamo detto, che possono essere confusi con sintomi di altre patologie e non riconosciuti.

L'esame diagnostico per questa patologia è la Polisonnografia, seguita dal Test delle Latenze Multiple del Sonno (MLST). Si tratta di un test che si svolge in laboratorio, in cui i parametri polisonnografici (EEG, EOG, EMG) vengono registrati durante il giorno, per studiare la facilità di addormentamento in REM del paziente, in quattro o cinque occasioni di sonno, distribuite durante la giornata.

Nel corso dell'ultimo decennio sono disponibili anche test genetici per la ricerca del gene HLA DQB1*0602 e il dosaggio delle Oressine all'interno del liquido cefalo-rachidiano, che possono rendere più facile una diagnosi a volte incerta.

Tra le ipersonnie secondarie, invece, è necessario parlare di uno dei disturbi del sonno tra i più frequenti e diffusi nella popolazione, dopo l'insonnia.

Stiamo ovviamente parlando del Russamento e della Sindrome delle Apnee Ostruttive del Sonno (anche detta OSAS per gli amici). È importante, in primo luogo, distinguere il Russamento dall'OSAS. Il russamento è un disturbo molto frequente e molto diffuso, e può essere causato da tantissime problematiche, a partire da una banale rinite, una sinusite, l'ipertrofia dei turbinati, da deviazione del setto nasale, il palato molle e l'ugola cadente, il collabimento dei tessuti faringei o laringei e così via. Questo significa che non tutte le persone che russano in realtà fanno apnee!

Al contrario, la maggior parte delle persone che hanno apnee notturne, hanno anche il russamento. Per questo motivo, dobbiamo considerare il russamento un po' come la punta dell'iceberg, come un campanello d'allarme. Tutte le volte che vediamo una persona che russa, magari un po' sovrappeso, e magari che ha sonnolenza durante il giorno, dobbiamo sempre chiederci se ha le Apnee del Sonno.

Ma nello specifico, cosa sono queste apnee? Si tratta di un fenomeno meccanico molto comune, che compare più frequentemente con il passare degli anni. Man mano che invecchiamo, i muscoli del nostro corpo diventano più deboli e più "molli" e soprattutto alla notte, come abbiamo visto, tendono a perdere il loro tono abituale.

Ciò significa che anche i muscoli della faringe e della laringe, durante la notte, tendono a cedere e a ridurre lo spazio respiratorio disponibile. Quando lo spazio respiratorio si riduce, al di sotto di un livello critico, o si azzera, si parla rispettivamente di ipopnee e di apnee.

Un'apnea o due, nel corso di una notte di sonno, può essere un fenomeno del tutto normale che può presentarsi in chiunque. Il problema viene fuori se il numero di apnee supera una determinata soglia, al di sopra della quale diventa pericoloso.

Cosa accade al nostro corpo e al nostro cervello durante un'apnea? Lo spazio respiratorio si riduce al minimo, e l'aria non passa, non arriva ai polmoni e, di conseguenza, non avviene il processo di ossigenazione del sangue. La saturazione di ossigeno del sangue si abbassa e di conseguenza si crea una condizione di ipossia che genera una "sofferenza" per tutto il nostro corpo.

Ciò accade per il cuore innanzi tutto, che deve lavorare di più per sopperire a questa condizione di ridotta ossigenazione, per il nostro cervello, che sta lavorando più di ogni altro organo durante la notte, e si ritrova in debito di ossigeno.

Inoltre, la condizione di ridotta ossigenazione e aumentata anidride carbonica, determina la comparsa di una condizione metabolica chiamata "acidosi", che è molto dannosa per i processi metabolici e respiratori del nostro corpo. Per fortuna, il nostro cervello è in grado di percepire questa condizione di ipo-ossigenazione e ci fornisce uno stimolo per aumentare lo sforzo respiratorio e sbloccarci dall'apnea.

Il momento dello sblocco è un momento altrettanto delicato, sia per il nostro cuore che per il nostro cervello, perché è un momento in cui, improvvisamente, si riattivano le funzioni cardiache e cerebrali che hanno progressivamente rallentato durante l'apnea.

Lo sblocco è un momento critico in cui possono scatenarsi delle aritmie cardiache critiche, come la fibrillazione atriale o, ancora peggio, la tachicardia parossistica e la fibrillazione ventricolare. Allo stesso modo, nei soggetti predisposti, lo sblocco dell'apnea può agire come il detonatore di una crisi epilettica.
In tutto questo, il nostro cervello, che durante la notte dovrebbe svolgere funzioni di recupero e riparazione, in realtà soffre per

tutta la notte, sia perché è in continua carenza di ossigeno (ipossia), sia perché deve continuamente "attivarsi" per "ricordarci di respirare".

Il risultato consiste nel fatto che, invece che un bel sonno continuativo e omogeneo, avremo un sonno continuamente frammentato da micro-risvegli (chiamati arousals) che non ci permettono di riposare come dovremmo.

Questo è il motivo principale per cui le Apnee del Sonno vengono classificate nelle Ipersonnie Secondarie. Quando vai in apnea tante volte durante la notte, ti svegli con la sensazione di non aver riposato bene, ti tiri su da letto che sembri già uno straccio, hai la bocca asciutta (poiché hai russato con la bocca spalancata per gran parte della notte) e, talvolta, hai anche un leggero mal di testa che svanisce poco per volta, man mano che ti svegli e ti riattivi nel corso della mattinata.

Alcuni pazienti si accorgono di aver dormito male, e di essersi svegliati più volte nella notte, alcuni riferiscono proprio di soffrire di Insonnia. Tuttavia, la maggior parte delle persone che soffrono di apnea non si accorge di nulla.

Il tipico paziente OSAS mi arriva in ambulatorio trascinato dalla moglie e mi dice: "Ma dottoressa io non ho nulla! Di solito mi addormento facilmente e dormo come un ghiro tutta la notte. Dormo anche al pomeriggio, a volte". E la moglie aggiunge: "Ma russi come una motosega all'opera nella foresta Amazzonica! E ogni tanto ti interrompi e smetti di respirare per qualche istante… poi io ti scuoto e tu ti sblocchi!". E la risposta tipica a questo punto è "Ma io non mi accorgo di niente!".

Niente, però, è un concetto relativo, perché le domande successive che puntualmente faccio allo sventurato paziente, tirano fuori la verità poco per volta:

"Ti senti riposato al mattino quando ti svegli?! O sei già stanco? Ti senti stanco o assonnato durante la giornata? Ti capita mai di addormentarti davanti alla TV? O in condizioni noiose e monotone (come in una riunione, a teatro o in un viaggio lungo in treno)? Ti capita di avere difficoltà a concentrarti? O a mantenere l'attenzione a lungo? Capita che ogni tanto la memoria faccia *cilecca*? E non ti vengano in mente nomi o parole di utilizzo comune?"

E così, poco per volta, tutti i pezzetti vengono a galla.

L'OSAS, o Sindrome delle Apnee Ostruttive del Sonno, è una condizione molto frequente con l'avanzare dell'età, caratterizzata dalla chiusura intermittente, nel corso della notte, delle alte vie aeree, associata frequentemente a russamento, ipersonnia durante il giorno e calo delle funzioni cognitive, deputate all'attenzione e alla memoria.

Ma perché l'OSAS è una condizione così pericolosa? Non soltanto per la sonnolenza diurna e le conseguenze che, abbiamo visto, ne possono derivare.

In un soggetto che fa apnee, si configura una condizione di ipossia intermittente, nel corso di tutta la notte, che è la principale responsabile delle numerose conseguenze cardiache, cardiovascolari e metaboliche di questa patologia. Il cuore è il principale organo danneggiato dall'ipossia intermittente e, poco per volta, con il passare degli anni, compaiono delle modificazioni irreversibili del sistema cardio-circolatorio che, partendo dalla ipertensione, portano alla ipertrofia ventricolare, all'insufficienza cardiaca e all'aumentato rischio di infarto e ictus.

Questa è la motivazione principale per cui è sempre meglio approfondire un po', quando un paziente ti dice: "Ma dottoressa, io sto bene! Dormo un sacco, non ho niente, russo solo un pochino!".

Come abbiamo detto, la Sindrome delle Apnee del Sonno compare più frequentemente dopo i 50 anni, e la sua prevalenza aumenta progressivamente con l'avanzare dell'età. Tuttavia, si tratta di un disturbo che può comparire anche nei soggetti più giovani e addirittura nei bambini. Questo accade ovviamente quando ci sono delle condizioni predisponenti.

Nei giovani adulti, il sovrappeso e l'obesità sono una delle principali cause predisponenti e talora, quando l'obesità è molto severa, è possibile che alle apnee del sonno sia sovrapposta un'altra condizione che si chiama "sindrome da Ipoventilazione e Obesità", che peggiora ulteriormente il quadro respiratorio già compromesso.

In questi pazienti, un drastico calo di peso è spesso una buona soluzione per migliorare il loro quadro respiratorio. Esistono altri fattori modificabili, come l'obesità, su cui è possibile agire e in particolare il reflusso gastro-esofageo e il fumo, in quanto si tratta di condizioni che peggiorano lo stato infiammatorio delle alte vie aeree e le rendono pertanto più pesanti più facilmente collassabili.

A differenza degli adulti, i bambini, che presentano apnee del sonno, sono bimbi che hanno tonsille e adenoidi ingombranti, russano la notte e respirano con fatica. Abitualmente presentano un viso allungato, con le occhiaie e la bocca semiaperta (facies adenoidea) e possono presentare problemi di attenzione durante il giorno e riduzione del rendimento scolastico.

Nei bambini, abitualmente, l'intervento di tonsillectomia e/o adenoidectomia è risolutivo di questa condizione. Purtroppo, non è possibile fare lo stesso discorso con gli adulti!
La diagnosi di OSAS si fa mediante una registrazione poligrafica del sonno che si chiama Poligrafia Dinamica Ambulatoriale o

Monitoraggio Cardio-Respiratorio. Si tratta di una polisonnografia con un montaggio ridotto, in cui non è sempre necessario registrare i parametri cerebrali del sonno, ma spesso è sufficiente un monitoraggio per parametri cardio-respiratori, tra cui la frequenza cardiaca, il flusso nasale, le escursioni toraciche e addominali, la salutazione ossiemoglobina.

Nei soggetti adulti, la terapia di prima linea consiste nell'utilizzo di un ventilatore notturno chiamato CPAP, ovvero ventilatore a pressione positiva continua (Continuum Positive Airways Pressure). Si tratta di un dispositivo formato da una mascherina che si posiziona sul naso (o meno frequentemente sul naso e sulla bocca), collegata a un tubo di circa un metro e mezzo, a sua volta collegato a un piccolo compressore a pressione positiva, che letteralmente "spinge" l'aria all'interno delle vie respiratorie, "vincendo" l'ostruzione delle alte vie aeree.

A raccontarla così, sembra un dispositivo arcano e piuttosto grezzo, ma si tratta della terapia di prima linea più efficiente che abbiamo a disposizione. Dalla prima notte di utilizzo, determina la scomparsa del russamento, la scomparsa delle apnee del sonno e migliora la qualità del sonno.

Inoltre, l'utilizzo continuativo riduce progressivamente il rischio cardiovascolare. Certamente, è un dispositivo a cui bisogna abituarsi e che va tarato in base alle caratteristiche di ciascun paziente, ma restereste stupiti e strabiliati dei miracoli che può compiere una terapia ben fatta con la CPAP!

Gli esempi che vi potrei fare sono tantissimi, ma voglio raccontarti di un paziente abbastanza giovane sui 50 anni, autista, molto in sovrappeso, che giunge in visita alla mia attenzione per un incidente stradale (per fortuna di poco conto), in cui è uscito di strada salendo sul marciapiede con l'autobus perché si è addormentato per qualche istante. Nessun ferito, nessun passeggero sul pullman, per cui tutto bene e tutto liscio!

Tuttavia, questo paziente mi racconta che lui, abitualmente, fa davvero fatica a finire il turno, perché stenta a tenere aperti gli occhi. Guidare tutto il giorno nel traffico è molto faticoso e, alla sera, capita spesso che debba fare degli sforzi immani per rimanere sveglio.

Inoltre, a casa si addormenta continuamente in ogni dove: sul divano mentre guarda la tv, a volta a tavola dopo pranzo, mentre sua moglie gli parla alla sera (immaginate come è contenta), per non parlare del leggere il giornale, non ci prova nemmeno più!

Dorme in una stanza separata dalla moglie, ormai da qualche anno, perché russa troppo rumorosamente e non la vuole disturbare (in fondo anche lei deve riposare per andare al lavoro il giorno dopo). Sa che dovrebbe perdere peso, ma non ci riesce! Ha provato tante volte tante diete, ma è troppo stanco per concentrarsi e impegnarsi in una dieta, e "Poi tanto non serve a nulla perché non riesco a buttare giù nemmeno un chilo!".

Questo paziente acconsente a eseguire la Poligrafia Dinamica Ambulatoriale. L'esame dimostra un indice di apnee (numero di apnee per ora di sonno) superiore alle 80 apnee all'ora, che significa molto più di una apnea al minuto. Il paziente viene immediatamente convinto a iniziare la terapia con il ventilatore CPAP e, con suo stesso stupore, scopre che improvvisamente e meravigliosamente, dorme benissimo!

Ma, non solo dorme bene e si sveglia più riposato. Nel corso di pochi giorni e settimane, scompare la stanchezza e la sonnolenza durante il giorno, e lui si sente più attivo, più brillante e più in forma. Si sente in grado anche di iniziare a fare un po' di attività sportiva (poco per volta e con moderazione) e di mettersi a dieta, scoprendo con meraviglia di riuscire a calare di peso.

Ovviamente, non si tratta di un miracolo! L'utilizzo regolare del ventilatore ha permesso al nostro amico paziente, non soltanto di riposare meglio e di svegliarsi più riposato, ma di riossigenare il suo cervello e i suoi principali organi vitali, come non accadeva probabilmente da anni.

Un corretto recupero delle attività cerebrali durante il sonno, gli ha permesso di recuperare le sue capacità diurne (vigilanza, attenzione, concentrazione, energia, buon umore) e la corretta ossigenazione dei tessuti ha progressivamente compensato la condizione di acidosi e iperinsulinismo che si era venuta a creare con gli anni, permettendogli così di ottenere risultati sorprendenti con una dieta "fai da te".

Ma, cosa più importante (per lui), è potuto tornare a dormire con la moglie, perché, con la CPAP ha smesso di russare come un treno. Certo, dopo anni di apnee notturne, il suo cuore difficilmente tonerà quello che era prima, ma la sua pressione ora è sotto controllo, non ha più l'affanno a fare le scale, e il suo rischio cardio-vascolare si è ridotto significativamente.

Ovviamente la CPAP non è la panacea per tutti. Purtroppo, ci sono pazienti in cui questa terapia non è utilizzabile, per vari e disparati motivi. Ad esempio, un'allergia ai materiali della maschera, o un'alterazione della conformazione del viso, per cui la maschera non aderisce bene, oppure ancora un disturbo d'ansia con grave claustrofobia, per cui la maschera non è tollerata dal paziente per il senso di "chiusura" che ne deriva.

Inoltre, nei pazienti molto giovani, è necessario considerare possibili alternative ad una terapia come la CPAP che, sebbene molto efficace, va utilizzata per tutta la vita.

Tra le alternative da tenere in considerazione, abbiamo la chirurgia delle alte vie respiratorie, che si utilizza di routine nei bambini (tonsillectomia) e spesso nei giovani adulti, con un indice di apnee non troppo elevato.

Nei casi di apnee più severe, o nei casi di mal occlusione, talora si ricorre a un intervento più aggressivo, effettuato dal chirurgo maxillo-facciale che "opera" una protrusione della mandibola e/o della mascella, al fine di aumentare lo spazio retro-faringeo.

Al fondo della piramide della terapia dell'OSAS troviamo i dispositivi endo-orali o Mad (Dispositivi di Avanzamento Mandibolare), che sono molto efficienti e funzionali per i pazienti con un indice di apnea da lieve a moderato, ma non sono utili nei pazienti con indice di apnea molto elevato.

Si tratta di apparecchi odontoiatrici mobili, che si posizionano su entrambe le arcate dentarie (superiore e inferiore) durante la notte e che, tramite un sistema di viti e ganci, spostano leggermente in avanti la mandibola, simulando in scala ridotta quello che farebbe l'intervento chirurgico di avanzamento mandibolare.

Ovviamente, a differenza dell'intervento chirurgico, il guadagno in avanti che garantisce il Mad è molto piccolo, per cui può essere utilizzato solo nei pazienti non gravi.

La Sindrome delle Apnee Ostruttive del Sonno è un disturbo molto frequente e molto diffuso e purtroppo, molto spesso, sottovalutato, sia dai pazienti che da alcuni colleghi medici. Questo perché abitualmente, nelle fasi iniziali, non dà sintomi, salvo una modesta sonnolenza diurna o la sensazione di avere un sonno disturbato e discontinuo.

Tuttavia, le conseguenze cardiocircolatorie, metaboliche e cerebrali che ne derivano, sono molto gravi, motivo per cui, per fortuna, negli ultimi dieci anni, molti specialisti cardiologi, pneumologi, anestesisti e internisti, hanno iniziato a richiedere il Monitoraggio Cardio-Respiratorio, come esame di default nell'inquadramento del rischio cardio-vascolare di un paziente.

Siamo ancora molto indietro, in ambito sanitario, rispetto a quello che dovrebbero essere le linee guida di prevenzione e screening precoce di questa patologia, ma come sempre in medicina, alcune strade sono lunghe da percorrere, soprattutto per la resilienza della macchina burocratica della sanità.

In definitiva però, se sei un russatore, un po' sovrappeso, ti senti stanco durante il giorno e magari hai anche la pressione un po' alta, chiedi al tuo medico di farti fare un esame del sonno.

Le Insonnie e i Disturbi del Ritmo Circadiano

Si definisce insonnia un disturbo caratterizzato dalla difficoltà di inizio o di mantenimento del sonno, che determini una riduzione delle performance diurne di una persona. Ciò significa che dormire poco, ovvero un numero ridotto di ore, non significa necessariamente insonnia.

Fisiologicamente, in natura, esistono persone che stanno bene dormendo molto poco (brevi dormitori) e persone che, invece, necessitano di un numero di ore di sonno molto elevato (lunghi dormitori). Pertanto, dormire poche ore non basta per dire di avere l'insonnia!

Questa condizione patologica si configura solo quando, oltre alle poche ore di sonno, ti senti stanco e inefficiente durante il giorno, fai fatica a mantenere l'attenzione o a svolgere i tuoi compiti abituali, fai un sacco di errori sul lavoro e sei più a rischio di combinare pasticci o incidenti. Inoltre, ti senti irritabile e giù di umore, e ti arrabbi facilmente con tutti.

Il prossimo capitolo è interamente dedicato all'insonnia e servirà ad avere un'idea un po' più chiara di quali sono le principali cause di una cattiva qualità del sonno, come possiamo distinguere l'insonnia di un paziente ansioso, dall'insonnia di un paziente depresso, quando dobbiamo sospettare la presenza di un disturbo organico che modifichi la qualità del sonno (come la sindrome delle gambe senza riposo o le apnee del sonno) e quando dobbiamo rassegnarci all'idea che si tratti di un'insonnia idiopatica, ovvero su base genetica.

L'identificazione della causa iniziale, o del fattore scatenante è importante, in quanto, spesso, trattare il fattore scatenante determina la scomparsa dell'insonnia.

Ad esempio, se è una insonnia secondaria ad un quadro di ipertiroidismo, sarà necessario instaurare una terapia per ridurre l'iperattività della tiroide e non una terapia con farmaci ipnotici.

Allo stesso modo, se ti capita di non dormire per qualche giorno perché hai l'ansia relativa all'esito di un esame o di un colloquio di lavoro da sostenere, non sarà indicato instaurare una terapia comportamentale del sonno, ma sarà sufficiente impostare una terapia ansiolitica a basse dosi per qualche giorno.

Tuttavia, purtroppo, non sempre è identificabile la causa iniziale! Molto più frequentemente il paziente arriva da me dicendo che dorme male da tanto tempo, e i fattori che possono intervenire nella sua cattiva qualità del sonno sono tanti e sovrapposti.

Oppure capita che, pur avendo rimosso la causa iniziale (ad esempio dopo aver impostato una terapia per l'ipertiroidismo), l'insonnia persista per lungo tempo. In questi casi, allora, è necessario impostare una terapia specifica per l'insonnia.
Come vedremo, in modo più approfondito nel corso dell'ultimo capitolo, interamente dedicato alla terapia dell'insonnia, per curare le forme cronicizzate di insonnia, è necessario agire su più fronti.

Sarà innanzi tutto fondamentale iniziare una terapia comportamentale e psicologica, ad esempio andando a dormire e svegliandosi regolarmente sempre alla stessa ora, trascorrendo nel letto un numero ridotto di ore, imparando delle tecniche di rilassamento e biofeedback e lavorando sui condizionamenti negativi.

Sarà inoltre necessaria una correzione delle abitudini alimentari, riducendo l'introito di bevande e alimenti eccitanti nelle ore pomeridiane e serali (ad esempio caffè e cioccolato). Infine, in alcuni casi, sarà necessaria l'introduzione di una terapia farmacologica specifica per un periodo transitorio.

L'insonnia transitoria, ovvero l'insonnia che ha una durata inferiore a un mese, non sempre necessita di una terapia specifica, a volte si autolimita spontaneamente.
Ad esempio, se passi le nottate in bianco a pensare alla fidanzata che ti ha appena lasciato, sappi che non sarà per sempre! Poco per volta te ne farai una ragione, e riprenderai a dormire regolarmente senza bisogno di terapie specifiche.

All'interno del capitolo Insonnia, parleremo anche dei Disturbi del Ritmo Circadiano. Nelle classificazioni ufficiali, vengono trattati come un capitolo a parte, in quanto hanno la specifica e peculiare caratteristica di presentare una "desincronizzazione" del ritmo sonno-veglia rispetto al ritmo luce-buio, come se solo il "meccanismo circadiano" di regolazione del sonno si fosse inceppato.

Di fatto, però, queste persone vanno dal medico a lamentare che "non dormono" o che sono "insonni", perché passano gran parte della notte svegli, e poi sono stanchissimi durante la giornata. Un neurologo attento dovrebbe però sempre verificare se a questo "non dormo la notte", corrisponde "recupero durante il giorno".

Il paziente insonne non dorme la notte e non riesce a riposarsi durante il giorno. È stanco, affaticato, irritabile, ma se si corica un po' non riesce ad addormentarsi. Al contrario, il paziente con un disturbo del ritmo circadiano, se si corica durante un'altra fascia oraria (mattina o pomeriggio), dorme come un agnellino e recupera il suo sonno.

Il problema principale sta nel fatto che la nostra vita sociale e lavorativa non ci permette di poter dormire quando ci pare, e ci obbliga a essere svegli e operativi durante le ore di luce.

Un esempio molto semplice di Disturbo del Ritmo Circadiano è la Sindrome de Jet Leg. Tutti la abbiamo sperimentata almeno una volta nella vita, andando in vacanza o in viaggio di lavoro in una parte del mondo con un altro fuso orario!

Se hai preso un aereo per andare in vacanza in Messico, ti ritrovi improvvisamente che alle 5 del pomeriggio vorresti crollare come un sasso e dormire profondamente. Poi, alle 4 del mattino sei sveglio come un grillo e non sai come fare per far arrivare il mattino!

Poi, appena ti sei abituato al nuovo ritmo, è ora di tornate a casa! E così arrivi a Milano, vai a fare aperitivo ai Navigli, stai in piedi fino a tardi perché ti senti un leone. Poi il mattino dopo, alle 7 quando suona la sveglia, nei Navigli ti ci vorresti buttare!

Ovviamente, la Sindrome de Jet Leg non è una malattia e

scompare spontaneamente da sola in pochi giorni. Solo qualche volta è necessario assumere un po' di Melatonina per risincronizzare il sonno.

Tuttavia, esistono altri disturbi del ritmo circadiano che persistono e non scompaiono spontaneamente, come, ad esempio, i disturbi da Shift di fase o l'Insonnia da Turnismo (purtroppo molto diffusa). In questi casi è necessario un intervento congiunto di terapia farmacologica, psico-educativa e comportamentale.

Le Parasonnie

Con il termine Parasonnia si intende un disturbo "para-fisiologico" del sonno, caratterizzato da comportamenti anomali semplici o complessi, che compaiono durante il sonno. A quasi tutti è capitato, quando eravamo bambini, di essere sonnambuli.

La mamma ci trovava in giro per la casa a fare cose strane (come cercare di aprire una finestra o ad arrampicarci sull'armadio) e ci riportava a letto, oppure il fratellino e la sorellina si lamentavano perché chiacchieravamo nel sonno.

Le Parasonnie nei bambini sono quasi sempre fisiologiche,

ovvero normali. Possono esserci comportamenti di vario genere dal parlare (sonniloquio), al camminare per la casa (wandering), allo svegliarsi improvvisamente spaventati e piangenti (pavor nocturnus), al fare pipì a letto dopo anni che il pannolino è stato abbandonato (enuresi notturna).

L'elenco è molto lungo e non è questa la sede per fare una trattazione approfondita perché, di fatto, non si tratta di vere e proprie patologie, ma di disturbi che compaiono fisiologicamente nel sonno dei bambini e che non sono pericolosi. Talvolta, in alcuni casi, possono riflettere un disagio psicologico del bimbo.

Ti sarà capitato che il tuo bambino di ormai 7-8 anni ricominci a fare la pipì a letto, magari in un periodo in cui l'atmosfera in casa non è tanto tranquilla e c'è aria di separazione tra mamma e papà. Il bambino, spesso, non è in grado di esprimere verbalmente il suo disagio o la sua preoccupazione e tende a tenere tutto dentro. Questo, a volte, può tradursi in sintomi fisici come il mal di testa o il mal di pancia, altre volte si traduce in un sonno discontinuo o più instabile e possono venir fuori alcune parasonnie chiamate "parasonnie dell'arousal".

Di solito, sono disturbi che compaiono nella prima metà della notte e scompaiono spontaneamente. Talvolta, nei casi più eclatanti, per evitare che il bambino cada dal letto e si faccia male, è possibile introdurre una terapia farmacologica a basse dosi per un breve periodo, finché la situazione famigliare o le preoccupazioni del bambino non si siano stabilizzate.

Se è vero che le Parasonnie nei bambini sono disturbi assolutamente fisiologici e non preoccupanti, è importante, tuttavia, in alcuni casi selezionati, distinguerle da possibili crisi epilettiche del sonno, mediante l'esecuzione di una Video-Polisonnografia notturna in laboratorio, ovvero di una registrazione di tutti i parametri polisonnografici e della registrazione video.

Al contrario, la persistenza delle Parasonnie nell'età adulta non è sempre fisiologica. Quando un disturbo parassonico persiste anche dopo l'età puberale in maniera ricorrente, vale la pena fare qualche indagine in più.

Nell'adolescente e nel giovane adulto, infatti, è sempre

importante escludere che davvero non si tratti di crisi epilettiche, che compaiono esclusivamente durante il sonno. Inoltre, man mano che andiamo avanti con l'età, la presenza o la comparsa di una Parasonnia deve sempre essere indagata.

In particolare, tra le "Parasonnie del Sonno REM" è importante citare il Disturbo Comportamentale del Sonno REM (RBD – REM Behaviour Dirorder):

Per RBD si intende un disturbo del sonno che compare prevalentemente nella seconda metà della notte, quando il sonno REM è dominante. In questi soggetti, viene a mancare quel meccanismo protettivo caratteristico del sonno REM che è l'atonia muscolare.

Ciò significa che chi è affetto da RBD è in grado di muoversi durante il sogno e quindi potenzialmente di "metterlo in atto". A differenza del sonnambulismo, in cui il soggetto se ne va in giro per la casa senza compiere azioni particolarmente complicate, i soggetti con RBD possono mettere in atto comportamenti complessi e interagire con l'ambiente circostante.

Possono parlare, alzarsi, vestirsi, uscire ed eventualmente anche guidare, senza poi averne alcun ricordo. Di solito, questi pazienti sognano molto e ricordano sogni molto intensi, travagliati e a contenuto spiacevole. Può capitare che sognino di litigare e discutere con qualcuno e poi prendano a pugni il cuscino o peggio, il compagno inerme che gli dorme accanto.

Esistono diversi casi, più o meno famosi, di delitti commessi durante il sonno da persone che poi, il giorno successivo, non ricordavano nulla dell'accaduto, se non pochi o confusi flash.

In questi casi, la dimostrazione della presenza di un disturbo comportamentale del sonno REM risulta una forte attenuante, nel corso di un procedimento penale, nell'attribuzione di colpa o dolo. Con questo, non voglio dire che tutti i pazienti affetti da RBD se ne vanno in giro di notte a guidare e a commettere omicidi. Assolutamente no!

La maggior parte dei pazienti parla nel sonno o combina guai in casa, talvolta rischiando di far male a se stesso o al proprio coniuge.

Per far diagnosi di RBD, è necessario effettuare una polisonnografia completa, con derivazioni cerebrali e, se possibile, anche il monitoraggio video, in modo da escludere, con un buon margine di sicurezza, la possibilità che si tratti di una forma di epilessia notturna.

La caratteristica patognomonica che viene registrata alla polisonnografia in questi pazienti, è la "dissociazione del Sonno REM", ovvero la persistenza di un tono muscolare continuo o intermittente (tecnicamente, tonico o fasico), durante il sonno REM.

Perché, ti chiederai, è particolarmente importante fare diagnosi di RBD, quando invece le altre parasonnie sono abitualmente di poca importanza clinica?

A parte ovviamente il rischio personale e famigliare che deriva dalla possibilità di attuare comportamenti non controllati dalla coscienza, il Disturbo Comportamentale del Sonno REM è considerato, come il russamento, un'altra "punta dell'Iceberg".

Infatti, alcune patologie neurologiche degenerative, come la Malattia di Parkinson, possono esordire con dei sintomi "non motori" molti anni prima della comparsa dei "sintomi motori".

Capita, molto spesso, che un paziente ancora giovane adulto presenti un disturbo del sonno di poco conto, come il sonniloquio, che col passare del tempo si struttura in RBD. A volte, possono associarsi altri sintomi come l'iposmia (riduzione della capacità di percepire gli odori) o l'ansia o una personalità "un po' ossessiva".

Tuttavia, solo dopo 10-15 anni iniziano a comparire i sintomi motori tipici della Malattia di Parkinson, come il tremore, la rigidità, la difficoltà nel camminare e mantenere l'equilibrio e la bradicinesia (lentezza nei movimenti).

Questo avviene perché la Malattia di Parkinson pare avere una evoluzione definita "ascendente", ovvero colpisce prima le strutture cerebrali più basse, come quelle deputate al controllo del sonno e delle funzioni vegetative, per poi progredire lentamente verso l'alto, coinvolgendo progressivamente le strutture cerebrali, deputate al controllo del movimento.

Per fortuna, non tutti i soggetti che hanno RBD sviluppano poi, nel tempo, una Malattia di Parkinson: questo avviene solo nel 20-30% dei casi. La maggior parte dei pazienti, che presentano questa curiosa parasonnia del sonno REM, possono essere facilmente trattati con una terapia farmacologica piuttosto banale.

Il consiglio, tuttavia, è di effettuare regolarmente una visita neurologica all'anno, per valutare l'eventuale comparsa di sintomi motori.

I Disturbi Motori del Sonno

Per quanto rappresentino una categoria minore dei disturbi del sonno, i Disturbi Motori sono, in realtà, molto frequenti nella popolazione generale. Anche in questo caso, possono essere disturbi idiopatici, ovvero senza una causa identificabile, o disturbi associati ad altre patologie, neurologiche o internistiche/generali.

Il disturbo motorio del sonno in assoluto più frequente è la Sindrome delle Gambe senza Riposo (RLS – Restless Leg Syndrome). Si tratta di una fastidiosa sensazione che colpisce le gambe, prevalentemente nelle ore pomeridiane, serali e notturne e che compare a riposo.

Quando alla sera arrivi stanco, e finalmente ti sistemi sul divano o ti distendi nel letto, queste maledette gambe iniziano a dar fastidio e proprio non riesci a tenerle ferme. Non si tratta di dolore, a volte sono crampi, a volte sono formicolii, a volte è solo una sorta di irrequietezza per cui proprio non riesci a rilassare le gambe.

E allora ti alzi, ti massaggi stinchi e polpacci, inizi a spalmare crema rinfrescante, a mettere i piedi a mollo nell'acqua fredda o a passeggiare per casa. Far due passi ti da un po' di sollievo e poi infine, dopo un po' di andirivieni, riesci finalmente a rilassarti e riposare.

La RLS è un disturbo molto frequente e, nella maggior parte dei casi, compare solo sporadicamente e nemmeno viene percepito come un problema. A tutti è capitato, almeno una volta, di andare al cinema o a teatro e trovarsi, una volta seduto, con le gambe bloccate nello stretto spazio tra le file di poltroncine e provare l'irrefrenabile sensazione di dover muovere le gambe, allungarle piegarle, accavallarle e contrarre i muscoli.

Spesso è un disturbo che compare in alcune condizioni fisiologiche, come ad esempio in gravidanza, per poi scomparire dopo il parto. Può essere associato all'anemia e alla carenza di ferro o di alcune vitamine, e si riscontra più frequentemente nei soggetti diabetici o con disturbi renali.

Anche le persone che soffrono di emicrania e mal di testa, frequentemente, presentano RLS in maniera più o meno grave e, come accade per il Disturbo Comportamentale del Sonno REM, anche la RLS può precedere l'esordio della Malattia di Parkinson di alcuni anni.

Abitualmente, la correzione o la "gestione" del problema medico principale (come l'anemia o l'insufficienza renale), determina anche un miglioramento della sintomatologia alle gambe, senza che si renda necessario prescrivere una terapia specifica. Spesso, l'assunzione di integratori a base di ferro può essere di aiuto. Tuttavia, nelle forme idiopatiche, è necessario ricorrere alla terapia con farmaci "dopamino-agonisti".

Alcuni pazienti, infatti, non presentano fattori associati o una causa scatenante evidente, tuttavia sperimentano questa spiacevole sensazione tutte le sere e ogni notte è un gran travaglio riuscire ad addormentarsi. Con il passare degli anni, il disturbo tende a peggiorare e a comparire sempre più precocemente alla sera e al pomeriggio e, nelle forme più gravi e avanzate, può comparire anche già nella mattinata.

Allo stesso modo, con il passare degli anni, il disturbo tende a coinvolgere non solo le gambe, ma anche le braccia e la parte bassa del tronco, e con tempo può comparire una resistenza (o un'abitudine) alla terapia farmacologica, per cui non sempre è possibile tenere a bada la sintomatologia.

Ricordo una paziente che ho conosciuto quando ancora ero studente. Era una signora sui 60 anni che, da moltissimo tempo, girava tra ospedali e specialisti e nessuno riusciva a capire che cosa avesse.

Era stata rivoltata come un calzino alla ricerca di un qualche disturbo degenerativo atipico, come la malattia di Huntington, o altre forme di distonia. La signora in questione passava tutta la notte, e gran parte della giornata, a passeggiare su e giù per i corridoi, a sdraiarsi, rotolarsi agitarsi e muoversi in ogni modo, perché ferma seduta non aveva pace.

Di certo, non fu mio il merito di aver riconosciuto in quei suoi continui, ripetuti ed esausti movimenti, una grave forma di Sindrome delle Gambe senza Riposo.
Io ero ancora una studentella da quattro soldi. La diagnosi venne fatta dal gruppo di ricerca di Medicina del Sonno dell'Università di Bologna, che, successivamente, trasferì la paziente presso il nostro dipartimento universitario, per questioni di competenze territoriali e di comodità per la paziente e i suoi famigliari.

La Sindrome delle Gambe senza Riposo è un disturbo cronico e progressivo e, sebbene sia possibile controllarlo facilmente con la terapia farmacologica nelle forme lievi e moderate, a volte diventa un problema clinico di difficile gestione, e ancora oggi, dopo tanti anni e tanta acqua sotto i ponti, ricordo le nottate in ospedale trascorse in piedi a camminare insieme alla signora con la RLS.

Un disturbo che frequentemente si associa alla Sindrome delle Gambe senza Riposo, ma che spesso non è percepito dal paziente, è il Mioclono Notturno. Il Mioclono Notturno è un disturbo del movimento del sonno caratterizzato dall'attivazione ritmica e continuativa, nel corso della notte della muscolatura distale degli arti inferiori.

Spesso, né i pazienti, né i famigliari percepiscono il disturbo, che si traduce in un ritmico e subcontinuo movimento di flessione ed estensione dei piedi sulle gambe.

È stato osservato, nei pazienti che presentano Mioclono Notturno, associato ad una sintomatologia da RLS, un aumentato rischio cardiovascolare, probabilmente per la continua attivazione vegetativa (aumento della frequenza cardiaca e respiratoria), che si osserva in corrispondenza di ciascun movimento, così come si osserva allo sblocco delle apnee notturne.

La polisonnografia è l'esame diagnostico che si utilizza per registrare il Mioclono Notturno. Tuttavia, l'indicazione a iniziare una terapia specifica per il Mioclono Notturno, si basa sulla presenza o meno di una concomitante sintomatologia da RLS, che, di fatto, è quella che più incide nel ridurre l'efficienza del sonno.

A conclusione di questo lunghissimo capitolo sui disturbi del sonno, prima di iniziare a parlare delle varie problematiche legate all'insonnia, vorrei lasciarti una pillola di saggezza.

Morale della favola: il nostro corpo e il nostro cervello sono strettamente collegati attraverso complessi sistemi che, a volte, siamo in grado di comprendere, e a volte no. Sottovalutare un pezzetto della nostra esistenza (il sonno), solo perché, in quel momento, non siamo coscienti e non ci accorgiamo di quel che succede, non è solo una cosa stupida, è soprattutto un comportamento irresponsabile e a volte pericoloso.

Se qualcosa non funziona durante il tuo sonno, bisogna risolverlo, e in fretta! O potrai avrai delle conseguenze, anche gravi, non solo sulla tua salute, ma anche sulla tua qualità di vita, personale, sociale e lavorativa, durante il giorno.

In fondo lo sanno anche i muri: prevenire è meglio che curare!

Riepilogo Del Capitolo 2:

- **Segreto n. 1:** I disturbi del sonno di suddividono in 6 principali categorie: ipersonnie, insonnie, disturbi del ritmo circadiano, parasonnie, disturbi motori del sonno, disturbi del sonno correlati ad altre condizioni mediche o psichiatriche.

- **Segreto n. 2:** L'ipersonnia è una condizione che deve essere curata per i rischi cardiovascolari e metabolici che comporta e per le conseguenze personali, sociali e lavorative che compaiono in condizioni di ridotta concentrazione e attenzione.

- **Segreto n. 3:** Tra le principali forme di ipersonnia che conosciamo troviamo la Narcolessia, che è un disturbo idiopatico, su base genetica e la Sindrome delle Apnee Ostruttive del Sonno.

- **Segreto n. 4:** La Sindrome delle Apnee Ostruttive del Sonno è uno dei disturbi del sonno più frequenti, spesso non è riconosciuta dal paziente, ma può avere conseguenze cardiovascolari e metaboliche, anche gravi, e può esporci al rischio di addormentamento in situazioni a rischio come la guida.

- **Segreto n. 5:** Tra le parasonnie e i disturbi motori del sonno vanno ricordati il Disturbo Comportamentale del Sonno Rem (RBD) e la Sindrome delle Gambe senza Riposo, in quanto possono comparire molti anni prima di un disturbo neurologico degenerativo, come ad esempio la Malattia di Parkinson.

Capitolo 3:
Come diagnosticare un problema di insonnia

Una delle passioni che ho coltivato fin da ragazzina è la passione per il cinema. Il grande schermo mi ha sempre incantato, sin da quando, ancora bambina, andavo con papà a vedere film in seconda visione, nei tardi pomeriggi estivi di qualche lontana località turistica montana.

Gran parte della mia brillante carriera da studentessa modello poggiava le sue solide basi nelle associazioni che mi divertivo a creare, tra i concetti che dovevo studiare a scuola, e le storie che mi incantavano al cinema o che sbirciavo di nascosto alla TV, facendo capolino da dietro al divano su cui si accomodavano i miei genitori alla sera.

Certamente, se questo stratagemma era facilmente utilizzabile alla scuola media, e in parte anche al liceo, non è stato tanto utile all'Università. Tuttavia, se penso a un modo semplice di raccontare cos'è l'insonnia, mi vengono in mente un sacco di edotte citazioni cinematografiche.

Purtroppo, non è questa la sede per elencarle tutte, ma ti prometto che di tanto in tanto, nel corso di questo capitolo, ne userò qualcuna.

Uno tra i miei registi preferiti, è senza dubbio, Christopher Nolan, che amo per la sua lucida capacità narrativa e per la sottile inquietudine che si respira attraverso le storie che racconta.

Insomnia, pellicola del 2002, remake di un omonimo film norvegese uscito qualche anno prima, non è certo uno dei suoi capolavori più riusciti, ma è un buon thriller, e calza a pennello se vogliamo raccontare le principali caratteristiche e conseguenze dell'insonnia:

Will Dormer (Al Pacino), un detective della squadra omicidi di Los Angeles, viene mandato a Nightmute, in Alaska, insieme al suo collega Hap Eckhart, per risolvere il misterioso omicidio di una ragazza diciassettenne, Kay Connell.

Nel corso delle indagini, uccide accidentalmente il suo collega e cerca di insabbiare le prove, patteggiando una versione dei fatti con l'assassino di Kay che era stato involontario testimone dell'accaduto (un improbabile Robin Williams nei panni dell'assassino Walter Finch).

Il sole nella pallida estate artica non tramonta mai e il Detective Dormer non riesce a dormire, divorato dai sensi di colpa. Detective e Assassino usano le loro lunghe notti insonni per concordare la loro versione dei fatti. Il detective Dormer è il paziente perfetto.

Man mano che la sua insonnia persiste, notte dopo notte, il detective inizia a presentare progressivamente tutta una serie di sintomi diurni caratteristici di questa patologia. Stanchezza, facile affaticamento, difficoltà a mantenere la concentrazione e l'attenzione, facile irritabilità, errori di giudizio, inefficienza sul lavoro, depressione.

Il finale è simbolico, scoperto e ferito, rifiuta il soccorso della collega, per abbandonarsi finalmente alla pace del sonno eterno.

Non si tratta solo della eterna metafora sonno-morte. Nella pellicola il protagonista muore perché colpito da una pallottola, ma la realtà è questa. La deprivazione cronica di sonno può portare a morte.

L'insonnia è un disturbo molto eterogeneo. Le cause possono essere molteplici e compartecipare in maniera sinergica. Alcune volte non si identifica una causa evidente e, in quel caso, si parla di insonnia idiopatica (o insonnia primaria).

Come abbiamo detto, già nel precedente capitolo, esistono in natura individui che fisiologicamente dormono molte ore (lunghi dormitori), mentre altre persone per predisposizione naturale dormono poco (brevi dormitori). Il numero di ore di sonno, pertanto, non è un fattore determinante per poter parlare di insonnia, anche se in media si tende a considerare la durata minima necessaria di sonno di circa 3 o 4 ore continuative (che corrispondono a 3-4 cicli di sonno).

Fattori determinanti invece, per poter parlare di insonnia, sono la latenza di sonno, la frammentazione del sonno e i risvegli precoci.

Per latenza di sonno (o Sleep Onset – SO) si intende il tempo totale che trascorre tra il momento in cui ci corichiamo nel letto e spegniamo la luce, al momento in cui realmente ci addormentiamo.

Una latenza normale fisiologica è di solito inclusa tra gli 8 e i 12-15 minuti, tenendo conto di una frequente variabilità interindividuale e del fattore età naturalmente (man mano che invecchiamo la latenza di sonno aumenta fisiologicamente). Una latenza troppo breve, inferiore ai 5 minuti, di solito è caratteristica dei soggetti affetti da una qualche forma di ipersonnia (come la narcolessia o le apnee del sonno).

Una latenza troppo elevata è caratteristica delle insonnie iniziali (o insonnie dell'addormentamento). Un esempio tipico di insonnia dell'addormentamento è l'insonnia che si osserva di frequente nei soggetti ansiosi o iperattivi.

Ti è mai capitato di coricarti nel letto e poi, a luce spenta, iniziare a frullare coi pensieri, e girarti e rigirarti, a pensare ai pro e ai contro delle situazioni che devi gestire, a preoccuparti di un problema che devi risolvere e proprio non riesci a rilassarti? Ti rendi conto del tempo che passa e del fatto che devi dormire per poterti riposare un po', perché sai che, "tic-tac", tra un po' di ore la sveglia ti butterà giù dal letto e tu sarai uno zombie.

Ma niente, più ci pensi, più ti agiti, e ti giri e ti rigiri, e il sonno non arriva. Nelle forme di insonnia iniziale, o insonnia dell'addormentamento, sembra esserci un mancato funzionamento del "meccanismo omeostatico" di regolazione del sonno. Ciò significa che la stanchezza, e il progressivo accumulo di ore di veglia, non creano pressione di sonno abbastanza elevata e sufficiente per innescare l'inizio del sonno.

Inoltre, lo stato ansioso e l'iperattività agiscono come "artificieri" che "disinnescano" il meccanismo di "inibizione dei sistemi di veglia", bloccando il momento fondamentale dell'addormentamento.

Nel 1953, una deliziosa Audrey Hepburn comparve, per la prima volta da protagonista, in un film diretto da William Wyler. Tutti la ricordiamo sfrecciare su una Vespa con Gregory Peck, tra le strade dissestate e rumorose della nostra capitale. Prima di scappare di nascosto dalla sua residenza, per poi perdersi nel ginepraio delle stradine romane e addormentarsi sul Lungo Tevere, la Principessa Anna protesta con la sua tutrice: "Sono troppo stanca per dormire. Non chiuderò occhio!".

Il nostro regista usa il paradosso per generare comicità, ma senza saperlo, tira fuori una verità. La stanchezza, intesa come un eccessivo carico di lavoro e di responsabilità, non è una buona amica del sonno. Chi si porta "il lavoro a letto" non dorme bene, sempre che riesca ad addormentarsi.

Inoltre, svolgere attività lavorative, o sportive o ludiche alla sera dopo cena, è controproducente. Quante volte hai detto "Mi stanco di più, così poi dormo meglio"? Nulla di più sbagliato! Lavorare al pc, o andare in palestra dopo cena, genera uno stato di attivazione del cervello, che poi non ci permette di addormentarci, o non ci fa dormire bene.

La sera, intesa come comparsa del buio, è il momento in cui il nostro cervello inizia a produrre melatonina, ed è il momento in cui il nostro cervello e il nostro corpo iniziano a "rilassarsi" e a entrare nell'ottica che "Il sonno sta per arrivare".

Tutte le situazioni che compromettono, in qualche modo, questa fase di "rilassamento serale" (lo stress, il lavoro, lo sport, la doccia, l'ansia, e così via) possono potenzialmente generare una difficoltà di addormentamento e quindi un'"insonnia iniziale".

Altre due caratteristiche che si manifestano tipicamente nei soggetti insonni sono il risveglio precoce e la difficoltà di mantenere un sonno continuativo. In questo caso, il problema non è tanto la difficoltà di addormentamento, che può essere più o meno presente, quanto piuttosto il fatto che, dopo 2-3 ore di sonno, ti svegli e poi non riesci più a riprendere sonno in maniera continuativa, e il sonno sembra non voler tornare più.

La sveglia non squilla quasi mai al mattino in questi casi, perché sei già sveglio da ore e, abitualmente, ti sei già alzato prima della fatidica ora X. Solo di tanto in tanto, accade che ti riesca a riaddormentare nelle prime ore del mattino.

In questi casi, si parla di insonnia terminale o di mantenimento, ed è caratteristica di diverse condizioni mediche, come ad esempio la depressione o, in alcuni casi, la sindrome delle apnee ostruttive del sonno.

Tra le perle cinematografiche regalateci da una Sofia Coppola ancora agli esordi, esce nel 2003 *Lost in Translation*, pellicola che vede protagonisti Bill Murray e Scarlett Johansson, e che si aggiudica la fatidica statuetta dorata per la miglior sceneggiatura originale.

L'attore in declino, Bob Harris, e la neolaureata Charlotte, stringono amicizia in un lussuoso hotel di Tokyo. Star del cinema in declino, Bob è arrivato per girare uno spot pubblicitario di una marca di whisky. Charlotte accompagna il marito John, fotografo in ascesa che non rinuncia mai a un incarico, e che, per questo, la trascura.

Le telefonate ad amici e famigliari lasciano intuire una situazione di grande solitudine interiore. Bob e Charlotte passano molto tempo in albergo.

Le ore sono lunghissime e la notte sembra non finire mai. Talora Charlotte osserva l'alba sorgere sulla metropoli, seduta accanto alle grandi vetrate della sua camera. Talvolta, presi entrambe dall'insonnia, Bob e Charlotte si rifugiano al bar, sempre aperto.

Nel DSM-V (Manuale Diagnostico e Statistico dei disturbi Mentali) l'insonnia è citata come sintomo accessorio di molti disturbi mentali. L'insonnia di mantenimento, tuttavia, è uno dei sintomi principali elencati per fare diagnosi di Disturbo Depressivo Maggiore e di Disturbo Depressivo Persistente (o Distimia).

In questi pazienti, spesso, non c'è difficoltà a prendere sonno, anzi, il sonno serale viene accolto volentieri, come una forma di rifugio, riposo e protezione dalla fatica e dalle difficoltà della giornata. Tuttavia, la pressione di sonno è bassa abitualmente, e si osserva progressivamente una destrutturazione del sonno, che diventa più leggero, frammentato e con una progressiva e persistente riduzione di sonno REM e di sonno profondo (SWS).

Chi soffre di un disturbo dell'umore, anche lieve, ha la percezione di essere sempre stanco, e di non avere un sonno riposante. Talora si ha la sensazione di svegliarsi dopo solo un'ora o due di sonno e di non riuscire più a chiudere occhio per il resto della notte.

Spesso coesiste un'alterata percezione del sonno, che significa che, se anche ti capita di assopirti di tanto in tanto per qualche decina di minuti, non te ne accorgi, e hai la sensazione di essere sveglio per il resto della notte.

Bob e Charlotte forse non avevano un Disturbo Depressivo Maggiore, ma possiamo dire che avevano "l'umore sotto le scarpe", ciascuno per i propri motivi: motivi comuni a ciascuno di noi, come la situazione famigliare, la frustrazione per il lavoro, la solitudine, la lontananza, la delusione o la disillusione.

Passare una notte in bianco può capitare. Svegliarsi regolarmente alle tre del mattino, senza poi poter riprendere un sonno adeguato, vuol dire insonnia cronica intermedia o terminale.

L'insonnia intermedia, tuttavia, non è riconducibile esclusivamente alla depressione.

Possono esserci altre condizioni mediche o neurologiche che ne sono concause. Ad esempio, il dolore cronico, o la nicturia (la necessità di svegliarsi più volte nella notte per andare in bagno) che può essere generata da una ipertrofia prostatica, possono determinare multipli risvegli intermedi.

La sindrome delle Apnee Ostruttive del sonno, sebbene sia classificata tra le Ipersonnie nell' ICSD, nel 20 % dei pazienti può dare insonnia. Questo accade in quanto, allo sblocco delle apnee, segue abitualmente un'attivazione neurovegetativa, ovvero un aumento della frequenza cardiaca, un aumento della frequenza respiratoria, un aumento della pressione e un piccolo "arousal", ovvero un micro-risveglio dal sonno.

Quando le apnee sono particolarmente prolungate, o nel caso in cui generano una grave ipossiemia, l'attivazione neurovegetativa è molto più marcata e può determinare un vero e proprio risveglio.

Spesso, questi pazienti, che trascorrono l'intera giornata con elevata pressione di sonno e stanchezza, hanno già dormito (e quindi scaricato l'elevata pressione omeostatica di sonno) nelle prime ore della notte, oppure russando seduti in poltrona con la TV accesa. Per cui il risveglio, a metà notte, determina una condizione di attivazione ed eccitazione cerebrale che non permette una corretta ripresa del sonno (soprattutto se non è controbilanciata da una elevata pressione di sonno).

In questi soggetti, abitualmente, è sufficiente trattare il disturbo respiratorio ostruttivo per correggere l'insonnia, anche se spesso hanno difficoltà a tollerare il ventilatore Cpap.

L'insonnia intermedia, inoltre, è un sintomo che compare frequentemente nelle prime fasi di alcune malattie neurologiche degenerative, come ad esempio la Malattia di Parkinson o alcune forme di demenza. In questi casi, la degenerazione cellulare, caratteristica della malattia, coinvolge alcune strutture neurologiche, coinvolte nel controllo del sonno.

Nello specifico, sono coinvolte le aree ponto-mesencefaliche nelle fasi iniziali e, successivamente, il relè talamo-corticale. Nei pazienti affetti da Malattia di Parkinson, il sonno è molto più leggero: si riduce progressivamente il sonno profondo e aumenta molto la frammentazione del sonno, ovvero il soggetto si sveglia molto più di frequente, nel corso della notte e fa fatica a riaddormentarsi.

Questo accade anche in maniera più marcata nelle fasi più avanzate di malattia, perché il paziente, progressivamente, fa più fatica a muoversi e non riesce a girarsi autonomamente nel letto, a causa della rigidità causata dalla malattia di base, e questo non gli permette di dormire bene.

Esistono anche delle forme di demenza rapidamente progressiva, che esordiscono proprio con l'insonnia. Tipico è il caso dell'Insonnia Fatale Famigliare, una forma di malattia prionica ereditaria, che esordisce con una difficoltà a prendere sonno e prosegue con la perdita del sonno profondo, fino a una completa destrutturazione del sonno, portando ad uno stato di stupor onirico, in cui il soggetto oscilla, senza accorgersene tra il sonno e la veglia. La patologia e progredisce rapidamente verso la demenza, il coma e la morte.

Fortunatamente, si tratta di una forma piuttosto rara, io ricordo di averne visti solo due casi dall'inizio della mia esperienza come medico esperto di sonno. Purtroppo, è una forma difficile da identificare, per cui è possibile che molti casi restino misconosciuti e vengano classificati come forme di encefalite.

Infine, tra le forme di insonnia di mantenimento, è importante ricordare il ruolo che possono avere l'assunzione di alcuni farmaci, come ad esempio il cortisone, alcune terapie cardiologiche come i beta-bloccanti o i calcio antagonisti, i diuretici e ovviamente alcune terapie ormonali (L-tiroxina, estroprogestinici, così via).

Una forma di insonnia di cui dobbiamo parlare, per il forte impatto socio-economico che ricopre, è l'insonnia da turnismo. Dopo la seconda rivoluzione industriale, il mondo del lavoro si è progressivamente trasformato.

In passato, il lavoro a turni e notturno era considerato solo una metodologia organizzativa per lo svolgimento e la garanzia di alcuni servizi sociali essenziali, quali il trasporto, gli ospedali o le telecomunicazioni, oppure per far fronte a particolari esigenze industriali (ad esempio nel comparto chimico-siderurgico).

Con il trascorrere del tempo, e con lo sviluppo di una società che impone al mercato una crescente competitività, una migliore definizione dei tempi di lavoro viene considerata come una scelta strategica, necessaria a sostenere la produttività aziendale.

Per fortuna, in Italia e in Europa, esiste una regolamentazione relativa all'orario e all'attività di lavoro a turni, sancita dal D.lgs. n.66/2003 "Attuazione delle direttive 93/104/CE e 2000/34/CE concernenti taluni aspetti dell'organizzazione dell'orario di lavoro". Questo decreto definisce il numero di ore di riposo obbligatorio, dopo un turno lavorativo prolungato (notturno o diurno), il numero di ore di riposo settimanale e gli estremi legali entro cui possono essere organizzati i turni di lavoro.

Tuttavia, sebbene questo decreto sia già un fiore all'occhiello nella normativa di tutela dei lavoratori (se pensiamo alla situazione extra-europea dei lavoratori c'è da mettersi le mani nei capelli), purtroppo non prende in considerazione la necessità di una tutela per la qualità del sonno.

Come abbiamo visto nel primo capitolo di questo libro, un buon sonno, per essere tale, deve essere regolare e rispettare certi canoni di sincronizzazione luce-buio, affaticamento-recupero, veglia-sonno. L'attività lavorativa a turno crea un'ovvia desincronizzazione di questo delicato equilibrio.

C'è da dire, tuttavia, che le capacità di recupero e compenso del nostro cervello sono sempre straordinarie. Questo significa che, dopo un po' che il soggetto cambia abitudini e orari in cui si corica, il nostro "sistema di controllo del sonno" si resetta sui nuovi parametri. Un esempio banale è il disturbo da Jet Leg.

Se volate in aree geografiche il cui il ritmo sonno veglia è diverso (ovvero spostato in avanti o indietro), all'inizio siete stanchi e affaticati, avete sonno di giorno e non dormite la notte, ma poi poco per volta, vi risincronizzate sul nuovo orario e prendete un nuovo ritmo senza grossi problemi.

Questo meccanismo di compenso si attiva anche nell'attività lavorativa a turni, per cui dopo un po' di giorni di turno lavorativo notturno e di riposo diurno, in nostro cervello si "resetta" e ci permette di riposare abbastanza bene. Il problema principale risiede nel fatto che, dopo che il reset è avvenuto, il lavoratore turnista, spesso, è costretto a cambiare turno e, pertanto, a reimpostare un nuovo ritmo di sonno, che richiederà nuovamente qualche giorno di adattamento.

In questo modo, il povero lavoratore turnista non riesce a risposarsi in maniera adeguata per molti giorni di fila, poiché, non appena acquisisce un nuovo ritmo, è costretto a cambiare turno e a ricominciare da capo. Pertanto, le ore settimanali di riposo sancite dal DL 66/2003 non sono sufficienti per recuperare questa forma di stanchezza cronica che si accumula.

Questo si ripercuote ovviamente sull'efficienza dei lavoratori, e, di conseguenza, sulla produttività aziendale. Inoltre, oltre alla sonnolenza diurna e alla ridotta efficienza lavorativa in turno, i soggetti che svolgono attività lavorativa a turni possono presentare un calo delle difese immunitarie, con una conseguente maggiore facilità di contrarre patologie cardiocircolatorie e gastroenteriche, e un calo delle performance cognitive, con deficit di attenzione e di memoria.

Insomma, si tratta di un circolo vizioso, in cui l'azienda organizza i turni per aumentare la produttività, ma questa è compromessa, in parte proprio dall'inefficienza dei lavoratori generata dai turni stessi. Alcuni studi dimostrano come il rischio di errore sul lavoro durante il turno notturno è quasi doppio rispetto al rischio durante il turno pomeridiano (30% rispetto al 18%).

A queste problematiche, si aggiungono i disturbi d'ansia legati alla paura di non sentire la sveglia in tempo, il rischio di abuso di sostanze psicotrope (che il paziente utilizza per mantenersi sveglio), e la compromissione dei rapporti sociali e famigliari.

Alcune aziende "illuminate" si sono poste questo problema, e al fine di tutelare, non solo la produttività, ma anche la salute dei loro lavoratori, hanno organizzato dei turni a cicli molto lunghi (ovvero il lavoratore ha la possibilità di mantenere lo stesso turno per 8-10 giorni in modo, che possa mantenere un ritmo sonno-veglia regolare per un po' di tempo di fila), oppure turni a ciclo rapido (ovvero cambiando rapidamente il turno ogni 1-2 giorni, non si permette al nostro cervello di "resettarsi" sul nuovo ritmo di sonno).

Purtroppo, anche con questi accorgimenti, alcune persone, dopo anni di attività lavorativa a turni, vanno incontro a una progressiva alterazione dei meccanismi che regolano il sonno, e sviluppano una forma di insonnia cronica, spesso difficile da trattare solo con i farmaci. Per cui necessitano di iniziare una terapia cognitivo-comportamentale ben fatta, e di cambiare mansione lavorativa, per poter riprendere un sonno regolare.

Nelle classificazioni ufficiali, l'Insonnia da turnismo non viene considerata una vera e propria forma di insonnia, ma fa parte di una categoria di disturbi chiamata Disturbi del Ritmo Circadiano.

In realtà, per il paziente è una differenza molto sottile, perché poi quello che ti viene a raccontare in ambulatorio è che non dorme. Il vero problema, nello specifico, non è che non dorme un numero adeguato di ore, ma che dorme in orari sbagliati, o diversi rispetto a quelli che sono abitualmente e socialmente desiderabili e accettati.

Per esempio, nei pazienti affetti da Disturbo da Ritardo di fase, abitualmente i soggetti si addormentano molto tardi, verso le due o le tre del mattino, e poi dormono un buon sonno anche per 6-8 ore. Il problema è che le nostre esigenze lavorative, scolastiche e sociali, ci obbligano a svegliarci presto, con moltissima fatica, riducendo così in modo significativo il numero di ore di sonno efficiente.

Ciò che accomuna i Disturbi del Ritmo Circadiano alle Insonnie, è il comune substrato fisiopatologico, ovvero la progressiva desincronizzazione e destrutturazione dei vari meccanismi che regolano il sonno, e che, pertanto, necessitano di una ri-sincronizzazione, mediante l'azione sinergica di terapie comportamentali ed eventualmente farmacologiche.

Nel momento in cui un paziente viene a raccontarmi che non dorme bene, è fondamentale capire come è il suo pattern di sonno, ovvero se si tratta di un'insonnia prevalentemente iniziale, intermedia o terminale.

Infatti, come abbiamo appena visto, la distribuzione del suo sonno nel corso della notte (o del giorno) ci dà moltissime informazioni sulla possibile origine dell'insonnia.

Per questo motivo, tutti coloro che hanno un disturbo del sonno, dovrebbero, per prima cosa, iniziare a compilare un diario del sonno. Si stratta di uno strumento molto semplice, ma molto informativo.

Consiste sostanzialmente in un foglio a quadretti su cui troviamo, sull'asse delle ascisse i giorni della settimana, e sull'asse delle ordinate le ore della giornata.

Tutte le mattine, dopo esserti alzato dal letto, compili il diario nella riga relativa alla notte appena trascorsa, utilizzando dei simboli molto banali: pallino nero per le ore di insonnia, quadratino nero per le ore di sonno e pallino bianco per le ore notturne trascorse non nel letto (ad esempio se ti alzi per andare in bagno o andare a bere, metti il pallino bianco).

FIGURA 4

Mezzogiorno				Pomeriggio							Mezzanotte										Mattina		
Ore→	12	13	14	15	16	17	18	19	20	21	22	23	24	1	2	3	4	5	6	7	8	9	10	11	12
Ven																									
Sab																									
Dom																									
Lun																									
Mar																									
Mer																									
Gio																									
Ven																									
Sab																									
Dom																									
Lun																									
Mar																									
Mer																									
Gio																									

LEGENDA

■	Addormentato
●	Luci spente, a letto, cercando di dormire
O	Alzato dal letto
1,2 ...	Note

In questo modo, se ogni mattina compili una riga, a fine settimana o a fine mese, abbiamo un'idea un po' più chiara di com'è l'andamento del tuo sonno, e possiamo iniziare a fare delle indagini un po' più mirate sul tuo tipo di insonnia.

Scarica qui il tuo diario del sonno:

https://www.menscpz.it/docs/DIARIOdelSONNO.pdf

Un altro strumento che ci permette di osservare l'andamento del sonno nell'arco di una settimana, è l'actigrafia o monitoraggio actigrafico.

Si tratta di un accelerometro, ovvero di un sensore di movimento che si posiziona al polso non dominante (il sinistro abitualmente), e che va indossato continuativamente per almeno sette giorni.

Questo apparecchio registra le ore di buio e di luce, di sonno e di veglia, di movimento e di riposo, e di alcuni altri parametri relativi alla qualità del sonno (tempo totale di sonno, efficienza del sonno, veglia infra-sonno e così via).

L'importanza di questo apparecchio risiede non solo nel confermare con dati più oggettivi quello che di fatto già ci dice il diario del sonno, ma di valutare se esiste o meno un'alterata percezione di sonno. Infatti, i dati registrati dall'actigrafo vanno sempre confrontati con i dati del diario del sonno. In questo modo, possiamo verificare se esiste una corrispondenza, oppure no.

Accade spesso, infatti, soprattutto nelle forme di insonnia cronica più marcata, prevalentemente nelle insonnie iniziali e intermedie, che il soggetto ti racconti che di fatto non dorme mai. Questo, di per sé, è abbastanza improbabile, in quanto la completa carenza di sonno è di fatto una condizione molto grave, che non è compatibile con la vita.

Spesso, invece si tratta di un'alterata percezione del sonno. Lo stato di ansia e di iperattivazione che caratterizza alcune forme di insonnia, fa sì che il paziente non percepisca i pochi minuti di sonno che di tanto in tanto riesce a fare, a spot, nel corso della notte.

L'actigrafia è anche uno strumento molto importate, necessario per impostare la terapia comportamentale dell'insonnia. Come vedremo in modo più approfondito nel corso del prossimo capitolo, la terapia dell'insonnia cronica consiste in più interventi su diversi livelli: farmacologico, nutrizionale, psico-educativo, cognitivo e comportamentale.

Nello specifico, la terapia comportamentale consiste nell'assumere delle abitudini relative al ritmo del sonno, volte a regolarizzare il ritmo sonno veglia e a "risincronizzare" i meccanismi di regolazione del sonno. In considerazione del fatto che il pattern di sonno è differente in ciascuno di noi, prima di impostare una terapia comportamentale, è necessario studiare approfonditamente il pattern di sonno, mediante una registrazione actigrafica.

In realtà, lo strumento più completo che abbiamo a disposizione, per studiare il sonno è la polisonnografia: costruito sul modello proposto da Kleitman e Aserinsy nel 1953, e poi progressivamente evoluto dal punto di vista tecnologico, si tratta di un apparecchio di registrazione, a cui sono collegati diversi sensori, che registrano diversi parametri fisiologici.

Principalmente, ci sono sensori che registrano l'attività elettrica cerebrale (Elettroencefalogramma – EEG), i movimenti oculari (Elettrooculogramma – EOG) e l'attività della muscolatura antigravitaria al muscolo milojoideo (Elettromiogramma – EMG), che servono per distinguere il sonno dalla veglia, e le diverse fasi del sonno.

A questa struttura principale, vengono abitualmente aggiunti altri sensori, dedicati alla registrazione delle escursioni toraco-addominali (pletismografia), alla saturazione ossiemoglobinica (pulsiossimetro), all'attività cardiaca (elettrocardiogramma) e all'attività motoria degli arti inferiori (elettromiografia di superficie).

In alcuni casi, più complessi, è possibile aggiungere la registrazione di altri parametri, come la PHmetria cutanea per la sudorazione, la CO_2 per cutanea, la tumescenza peniena e infine, è possibile effettuare una registrazione Video in laboratorio (ovviamente sincronizzato alla registrazione polisonnografica).

Non sempre è necessario registrare tutti questi parametri in contemporanea, ma il tipo di registrazione varia da paziente a paziente in base alla necessità. Certamente, nello studio delle insonnie, sarebbe importante verificare la presenza di eventuali disturbi della qualità del sonno, come ad esempio le apnee ostruttive o il mioclono notturno, che spesso non sono percepiti dal paziente.

FIGURA 5

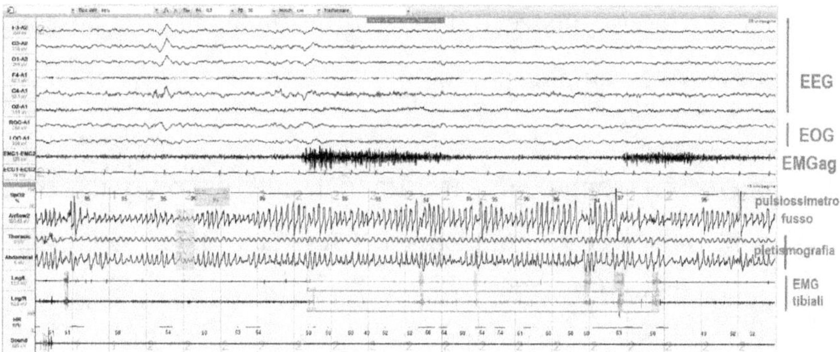

Una problematica molto importante, di cui abbiamo già parlato nel precedente capitolo, è il fatto che l'insonnia, per esser definita tale, deve presentare dei sintomi anche diurni.

Un ridotto numero di ore di sonno non è sufficiente per parlare di insonnia: il disturbo è abitualmente accompagnato da una serie di sintomi e conseguenze diurne che possono esser anche molto gravi.

Per questo motivo, un'attenta e completa valutazione del paziente con insonnia, non può esimersi anche dall'indagare altri disturbi come l'ansia, l'umore, l'attenzione, la memoria e le funzioni esecutive, mediante la somministrazione di test e questionari specifici. Le conseguenze diurne dell'insonnia, infatti, possono essere davvero ad ampio spettro.

"L'uomo senza sonno", è un film del 2004, diretto da Brad Anderson, che vede protagonista Christian Bale, nei panni dell'operaio Trevor Reznik:

Trevor non riesce a dormire da un anno a causa di uno shock. Il suo fisico è stremato dalla mancanza di riposo ed energia, non mangia, perde peso e la sua mente comincia a giocargli brutti scherzi. Durante una giornata di lavoro in fabbrica, a causa di una distrazione dovuta a una allucinazione, Trevor causa un incidente, tranciando parte del braccio sinistro ad un suo collega.

Le conseguenze dell'incidente sono crescenti, è mal visto dai compagni di lavoro, viene licenziato per le sue manie di persecuzione, e viene scaricato dalla fidanzata, verso cui lui nutre dubbi e sospetti. Ormai Trevor ha un aspetto consumato e cadaverico, e la realtà è sempre più distorta.

Non ti racconto il finale perché non amo gli spoiler! Ma soprattutto perché il finale a sorpresa, anche se ha dei risvolti psicologici molto interessanti, non è ciò che mi interessa focalizzare in questo caso.

Trevor Reznik non dorme, e presenta caratteristici sintomi diurni dell'insonnia: la stanchezza, il facile affaticamento, l'irritabilità, il senso di estraniamento e di distacco dagli altri, il calo dell'attenzione, che porta un fatale incidente sul lavoro e progressivamente la malattia mentale e l'ideazione paranoide, che lo portano in uno stato di totale alienazione dal mondo. Ma, non solo.

L'insonnia cronica causa dei profondi cambiamenti, non solo nella mente, ma anche nel corpo di Trevor. Trevor non mangia, perde peso, ha un aspetto emaciato e sofferente, gli occhi scavati e il corpo scheletrico. Cammina e si muove con difficoltà, non riesce a compiere i movimenti fini e complessi o di precisione, si ammala più facilmente, la sua pelle si ulcera, le sue labbra si screpolano e i denti ingialliscono.

Questa condizione medica viene abitualmente definita cachessia e si osserva, spesso, nei pazienti terminali, molto vicini alla morte. È ovvio che la maggior parte dei pazienti insonni non raggiungono mai, per fortuna, questo stato di grave compromissione e deterioramento generale, in quanto, abitualmente, inizia una terapia molto prima di raggiungere questi stadi così avanzati.

Ma il concetto che voglio trasmettervi è questo.
Morale della favola? Dormire è importante; dormire è un pezzetto fondamentale e indispensabile per la nostra vita. Non può esserci la vita senza il sonno. Non trascuratelo.

Riepilogo Del Capitolo 3:

- **Segreto n. 1**: L'insonnia può essere da ritardo dell'addormentamento, di mantenimento o da risveglio precoce.

- **Segreto n. 2:** È importante identificare le possibili cause di insonnia secondaria per impostare una corretta terapia.

- **Segreto n. 3:** Esistono degli strumenti diagnostici per studiare le caratteristiche dell'insonnia, come il diario del sonno, la registrazione actigrafica, la polisonnografia e test psicometrici delle performance diurne.

- **Segreto n. 4:** I disturbi del ritmo circadiano e l'insonnia da turnismo possono essere inclusi nel capitolo dell'insonnia, per le caratteristiche cliniche simili all'insonnia e l'analogo approccio terapeutico. Le conseguenze dell'insonnia da turnismo hanno conseguenze anche gravi sulla salute dell'individuo e sulla produttività aziendale.

- **Segreto n. 5:** Le conseguenze cliniche dell'insonnia cronica possono essere anche molto gravi e ripercuotersi sulla qualità di vita diurna dell'individuo e sulla sua salute fisica e mentale.

Capitolo 4
Come curare l'insonnia efficacemente

La Paura dell'Insonnia impedisce di dormire *(Albert Willemetz. scrittore Lirico Francese)*. Niente di più vero. Questo meccanismo si chiama condizionamento negativo, ed è un meccanismo che contribuisce a rendere cronica l'insonnia.

Il paziente con un'insonnia cronica ormai ha paura del letto o del momento serale che si avvicina in cui dovrà coricarsi e non riuscirà a dormire. In pratica la paura e l'ansia di non dormire rendono ancor più difficile l'addormentamento e peggiorano la qualità del sonno.

Lavorare per eliminare i condizionamenti negativi è uno degli step fondamentali per curare l'insonnia. Dare un sonnifero per dormire, purtroppo non è sinonimo di "curare l'insonnia". Questo potrebbe funzionare quando si tratta di un'insonnia transitoria, ovvero di un'insonnia che dura per poco tempo, e spontaneamente si risolve.

Ad esempio, ti sarà capitato di non dormire per l'ansia di un esame che devi dare all'università, o perché la tua fidanzata ti ha lasciato e ti senti triste, o perché è venuto a mancare un famigliare a te caro. In questi casi, l'insonnia è scatenata da un evento specifico (o dall'aspettativa dell'evento) e si risolve spontaneamente nell'arco di poche settimane.

Nell'arco di queste poche settimane è possibile assumere un farmaco ipnotico (un sonnifero) per dormire un po' meglio, per poi sospenderlo facilmente, quando non è più necessario.

Questo principio, purtroppo, non è valido per l'insonnia cronica. Infatti, accade spesso che nell'insonnia cronica il farmaco ipnotico, dopo un po', non faccia più effetto, perché il tuo cervello si è "abituato" al farmaco, e adesso, per dormire come prima, hai necessità di aumentare ulteriormente la dose del farmaco.

Questo fenomeno è noto come "Tolleranza Farmacologica". La "Tolleranza" è il primo passo verso la "Dipendenza", ovvero l'incapacità o l'impossibilità di sospendere il farmaco ipnotico, a causa degli effetti collaterali che la sospensione stessa può causare.

Pertanto, quando soffri di insonnia da diversi mesi (o peggio, da diversi anni), il farmaco non può e non deve essere l'unica soluzione. Sia per gli effetti collaterali che può provocare, sia perché può diventare rapidamente inefficace.

La terapia farmacologica può essere utilizzata, ma deve essere fatto con criterio, scegliendo adeguatamente la classe farmacologica da utilizzare (in particolare cercando di evitare le benzodiazepine) e associandola ad altri approcci terapeutici rivolti a diversi domini.

La terapia dell'insonnia cronica, infatti, è in realtà un percorso a multi-step, che deve essere effettuato a più livelli: educativo, nutrizionale, psicologico, comportamentale ed eventualmente farmacologico. Ogni qual volta si instaura una forma di insonnia, se la causa non è identificabile o rimovibile, è indicato un percorso integrato a più livelli.

Educazione all'Igiene del Sonno

La prima cosa che dobbiamo imparare, quando il sonno è il nostro tallone d'Achille, è l'importanza dell'igiene del sonno. Dormire in maniera irregolare, con fonti acustiche e luminose di disturbo, con i pensieri e le preoccupazioni della giornata che ci assillano, è assolutamente controproducente.

Per igiene del sonno, si intende l'insieme di quei buoni comportamenti relativi al sonno, che ci permettono di rilassarci meglio nelle ore serali, e quindi di dormire meglio.

La prima regola (se così la vogliamo chiamare) è la regolarità. Il nostro cervello è molto abitudinario e si adatta facilmente ai ritmi che noi gli imponiamo. Se siamo abituati tutti i giorni a mangiare alle 12 in punto, il giorno che per un contrattempo pranziamo alle ore 14, avremo i morsi della fame alla bocca dello stomaco.

Questo accade perché il nostro cervello e il nostro corpo sono sincronizzati sul mezzogiorno. Per il sonno funziona alla stessa maniera. Abbiamo visto che c'è un orologio interno (il ritmo circadiano) che, insieme al meccanismo omeostatico e ultradiano, detta il nostro alternare di veglia e sonno. Se noi abituiamo il nostro orologio interno ad attivarsi sempre allo stesso orario con una regolarità (coricandosi ed alzandosi sempre alla stessa ora), poco per volta il nostro ritmo del sonno si "risincronizzerà", e ci aiuterà a riprendere un ritmo sonno veglia regolare.

Ciò non significa che non possiamo fare una nottata di festa di tanto in tanto. Significa, tuttavia, che dovremmo mantenere un sonno il più possibile regolare. Mettiamoci la sveglia al mattino e sforziamoci di tirarci su dal letto con regolarità, sempre alla stessa ora!

È importante anche il setting in cui ci corichiamo. Ad esempio, la stanza in cui dormiamo deve essere buia o con luce soffusa, in modo da "comunicare" al nostro cervello che "è ora di dormire". Ricordate la sincronizzazione luce-buio e sonno-veglia.

La luce brillante favorisce l'attivazione dei sistemi di veglia e non aiuta la sincronizzazione del ritmo circadiano. Ciò significa che dovremmo eliminare dalla camera da letto tutte le fonti luminose inutili, come ad esempio il televisore e gli apparecchi digitali, perché la stimolazione luminosa azzurra brillante degli schermi è attivante per il nostro cervello e non ci permette di dormire.

Ciò significa, ovviamente, che se per caso vi svegliate a metà notte per andare in bagno o a bere, è meglio evitare di controllare se ci sono notifiche sul cellulare: rischiate di non riaddormentarvi!

La stimolazione luminosa, tuttavia, non è l'unico motivo per cui è meglio evitare l'utilizzo di apparecchi elettronici o digitali in camera da letto. Un concetto importante che dobbiamo imparare tutti è la "destinazione d'uso" della camera da letto.

La camera da letto serve soltanto per dormire e per stipare i vestiti nelle vostre eleganti cabine armadio di Ikea. Il letto serve esclusivamente per dormire, oppure, in alcuni casi, può servire per "fare dei figli". Stop.

Non ci sono altre destinazioni d'uso del letto o della camera da letto. Per cui niente TV in camera, e niente lettura nel letto. Ahimè, so che con questa cosa farò infelici molti tra voi lettori.

La lettura possiamo farla ovunque vogliamo: sul divano, sul tavolo, in cucina, in bagno, in giardino o sulla metropolitana. Non si legge nel letto! Puoi leggere quanto vuoi in poltrona, poi chiudi il libro, e ti trasferisci in camera da letto per dormire, ti infili sotto le coperte e spegni la luce.

Mi rendo conto che possa sembrare un rituale antico, indaginoso e noioso. Ma se hai difficoltà a dormire, è fondamentale che il tuo cervello poco per volta, in maniera automatica, identifichi il "letto" con il "sonno". Questo è il primo passo che devi fare per eliminare i condizionamenti negativi.

Altro accorgimento per migliorare la qualità del sonno, non meno importante dei precedenti, consiste nell'evitare di effettuare sonnellini diurni. Il nostro "ritmo circadiano", in realtà, prevede due porte principali per iniziare il sonno: una più grande e più forte, che è quella serale che corrisponde alla sincronizzazione luce-buio e che riceve la spinta anche del meccanismo omeostatico (di accumulo e stanchezza); l'altra, più piccola, si colloca nel primo pomeriggio, nelle ore post-prandiali.

Questa seconda porta del sonno è molto più forte e rappresentata in età infantile. Infatti, spesso i bambini in età scolare fanno il sonnellino dopo pranzo. Nell'adulto, la porta del sonno secondaria diviene meno marcata, anche se molti di noi conservano l'abitudine di un buon sonnellino pomeridiano, soprattutto in vacanza o in pensione.

Dormire mezzoretta è abbastanza fisiologico e, abitualmente, non è controindicato. A contrario, dormire una o due ore di fila non va bene per niente, perché modifica in modo severo la struttura del sonno, alterando sia il meccanismo omeostatico che quello circadiano. Pertanto, dormire tanto al pomeriggio è controindicato.

Nei soggetti insonni, sarebbe meglio proprio evitare il sonnellino pomeridiano, anche se breve, ma in alcuni casi selezionati, e concordati con il medico, è possibile fare un nap (sonnellino programmato) di 15-20 minuti.

Procedendo con le "regole di igiene del sonno", bisogna ricordare che dopo cena è importante evitare tutte quelle attività che possono essere "attivanti" per la nostra mente e per il nostro corpo. Quindi dovremmo evitare di andare in palestra dopo cena, o fare attività fisica intensa nelle ore serali, mentre al contrario, è utile nel tardo pomeriggio o nella prima serata, subito prima di cena.

Allo stesso modo, è sconsigliata l'attività lavorativa serale, perché genera stress e "risveglia" il nostro cervello (possibilmente evitiamo di rispondere alle mail di lavoro prima di coricarci, con il pc sulle ginocchia, mentre siamo già nel letto).

Un'attività stimolante che dobbiamo evitare, e a cui spesso invece non facciamo caso, è la doccia o il bagno. Quelle che a una valutazione superficiale potrebbero sembrare attività "rilassanti", sono invece situazioni "attivanti" che possono compromettere la nostra qualità del sonno. In sostanza, laviamoci prima di cena!

Un ruolo importante nella gestione di una corretta igiene del sonno ce l'ha l'alimentazione. Di alimentazione nella qualità del sonno parleremo tra poco in maniera più approfondita, ma resta il fatto che una regola base che tutti conosciamo è l'eliminazione di sostanze eccitanti, soprattutto nelle ore pomeridiane. Quindi niente caffè dalle 14 in poi, e non più di 1 o 2 caffè al giorno.

E ovviamente evita il the, il cioccolato, la coca-cola o altre bevande eccitanti nelle ore pomeridiane e serali. Anche il fumo di sigaretta può avere un effetto eccitante! Oltre ai molteplici e gravi effetti collaterali a cui ci espongono la nicotina e i prodotti di combustione del carbonio, ricordiamoci che la nicotina ha un effetto attivante sul sistema nervoso centrale, che è quello che in parte è responsabile del meccanismo di dipendenza.

Inoltre, il fumo determina uno stato infiammatorio cronico delle alte vie aeree che può peggiorare un disturbo respiratorio notturno già presente, o favorire l'insorgenza della sindrome delle apnee del sonno. Certamente smettere di fumare sarebbe la scelta ideale!

Evitare il fumo dopo cena potrebbe già essere un comportamento responsabile e vantaggioso per la nostra qualità del sonno e la pervietà delle nostre vie respiratorie.

Stesso discorso per le bevande alcoliche. Mole persone pensano erroneamente che un bel bicchiere di vino alla sera o una birretta siano concilianti per il sonno: accidenti, niente di più sbagliato!

Oltre ai ben noti effetti peggiorativi sul tono muscolare e quindi sulla respirazione notturna, l'alcool influisce sulla struttura del sonno, riducendo il sonno profondo a favore del sonno più leggero e aumenta l'*arousability*, ovvero il sonno è meno stabile e ti svegli più facilmente.

Ti è già capitato, dopo una sbronza o una cena particolarmente goliardica, di svegliarti con la bocca impastata, dopo aver russato tutta la notte, con un bel mal di testa sordo e continuo che ti pesa sugli occhi!?

Terapia nutrizionale
Esiste una correlazione tra alimentazione e sonno? La risposta è ovviamente sì.

Abbiamo visto che ci sono diversi meccanismi che contribuiscono alla regolazione del sonno e che coinvolgono diversi sistemi di neurotrasmettitori, quali la serotonina, la noradrenalina, la dopamina e l'acetilcolina e alcuni sistemi ormonali, come la melatonina e le oressine.

Abitudini scorrette come la "mancanza di regolarità nei pasti", il vizio di saltare la colazione e/o il pranzo ed effettuare un unico pasto serale (normalmente abbondante e ricco di grassi e proteine), possono modificare i ritmi circadiani, rendere difficoltose la digestione e la fase di addormentamento. Tali comportamenti, influiscono notevolmente sia sulla durata, che sulla qualità del sonno.

Pertanto, è meglio non saltare i pasti diurni, e soprattutto evitare cene abbondanti, in particolar modo evitando cibi ricchi di grassi saturi e ipercalorici, come carni rosse grasse, formaggi stagionati, insaccati, salumi, dolci, fritture, cibi in scatola e super-alcolici. Infatti, questi cibi rallentano lo svuotamento gastrico e ostacolano il riposo favorendo talora il reflusso. Al contrario, una dieta ricca in fibre vegetali e a basso contenuto di zuccheri semplici, favorisce il sonno profondo e riduce i micro-risvegli notturni.

Quali sono i cibi alleati e i cibi nemici del sonno?

A questa domanda risponde la Dottoressa Giulia Massini, Biologa Nutrizionista, che collabora con il Centro Medico Mens CPZ nell'ambulatorio per la gestione del Disturbi del Sonno:

"La risposta non è semplice, in quanto l'alimentazione umana è un'esposizione complessa e multifattoriale e bisogna tenere conto degli effetti cumulativi delle varie componenti dietetiche. Tuttavia, possiamo individuare alcuni alimenti che, rispetto ad altri, presentano delle caratteristiche tali per cui possono migliorare il nostro riposo. Tra questi, ci sono gli alimenti ad alto contenuto di Triptofano, un aminoacido essenziale che viene introdotto solo con l'alimentazione, ed è necessario per la sintesi di melatonina e serotonina, mediatori che sappiamo avere un ruolo nella regolazione del sonno, dell'umore e delle funzioni cognitive".

Ma quali sono gli alimenti ricchi di questo aminoacido?

"Sicuramente alcuni cereali come il riso, l'avena, il farro, il frumento e l'orzo, la cui assunzione è raccomandata nelle ore serali, ma anche la frutta secca, in particolare le mandorle, i pinoli, i semi di zucca e di chia, le noci e le nocciole. Altri alimenti ricchi di triptofano sono le uova, il latte, alcuni formaggi, gli spinaci e il pollo. Tra gli aromi e le spezie troviamo il prezzemolo, il basilico e la menta; tuttavia quest'ultima è sconsigliata per chi soffre di reflusso gastro-esofageo".

Ci sono altre sostanze o elementi che possono migliorare la qualità del sonno?

"Per conciliare il sonno è utile prediligere alimenti ricchi di Vitamine del gruppo B, indispensabili per il buon funzionamento del sistema nervoso, e quelli ad alto contenuto di Magnesio e Potassio. È noto, infatti, come questi micro-elementi influenzino positivamente i meccanismi implicati nel rilassamento muscolare. Gli alimenti più ricchi di questi elementi essenziali sono i vegetali a foglia verde, i carciofi, i legumi, la frutta secca, i semi e i cereali integrali; per quanto riguarda la frutta le banane e i datteri sono un'ottima fonte".

Quali sono invece gli alimenti nemici del sonno?

"Gli alimenti che peggiorano la qualità del sonno sono invece rappresentati dal caffè, dalle bevande energetiche, dal the, dalla cola, dal ginseng e dal cacao, in quanto contenenti sostanze definite 'nervine' come la caffeina. Queste sostanze eccitanti ostacolano la fase di addormentamento e promuovono lo stato di attenzione.

Tra i cibi sconsigliati possiamo classificare anche quelli che contengono tiramina, una molecola che stimola la produzione di adrenalina, noradrenalina e dopamina, ovvero neurotrasmettitori che stimolano lo stato di veglia e ci rendono più attivi. A questa categoria appartengono i cibi affumicati, il cioccolato fondente, il vino, alcuni formaggi (come il gorgonzola, il roquefort e il brie), le melanzane, gli insaccati (in particolare la salsiccia) e il pesce conservato sott'olio o sotto sale.

Inoltre, il consumo di bevande alcoliche e di superalcolici, così come quello di cibi eccessivamente salati, favorisce la disidratazione e di conseguenza un sonno frammentato caratterizzato da frequenti risvegli".

Abbiamo già visto, inoltre, come il consumo di bevande alcoliche alla sera, ci esponga ad un maggio rischio di sviluppare disturbi del sonno anche severi quali ad esempio le apnee notturne. Un concetto che ci tengo a sottolineare, è che "imparare ad alimentarsi correttamente", non significa "mettersi a dieta".

Quando provo di tanto in tanto a dare dei consigli nutrizionali alla mia mamma, spesso mi sento rispondere: "Ci sono già tante cose a cui pensare, nella vita quotidiana, tanti problemi e grattacapi, che almeno lasciami tranquilla a mangiare, è l'unica consolazione!".

Io sono sempre stata una "buona forchetta", come la mia mamma, e concordo che l'aspetto "edonistico" e "ludico" del buon cibo e del mangiare insieme è qualcosa a cui non si può rinunciare. Ma buon cibo non significa necessariamente cibo non sano!

Imparare ad alimentarsi è uno step fondamentale del nostro benessere e della nostra felicità, non solo perché così "siamo più belli", ma anche e soprattutto perché così dormiamo meglio, abbiamo più energia nell'affrontare la quotidianità, siamo di buon umore e ci ammaliamo di meno.

Intraprendere un percorso nutrizionale, con un esperto di alimentazione pertanto non significa "fare dieta" e soffrire per due mesi e poi tornare alle nostre vecchie abitudini. Significa, invece, intraprendere un "percorso educativo", che ci porta, poco per volta, ad imparare come alimentarci, tutti i giorni, senza stress e senza deprivazioni, concedendoci i nostri vizi e le nostre passioni culinarie di tanto in tanto, senza con questo inficiare la qualità del nostro equilibrio nutrizionale.

Io, ad esempio, non rinuncio mai al mio spuntino preferito (pane e maionese) almeno un paio di volte a settimana. E mio figlio piccolo mangia pane e nutella come tutti gli altri bimbi del mondo, solo che non lo fa tutti i giorni.

A questo punto abbiamo tutti gli elementi necessari per tirare le fila di questo lungo excursus alimentare:

Modificare le nostre abitudini alimentari è un o step importante nella cura e nella gestione dell'insonnia cronica. Farlo con la guida di un esperto di nutrizione è fondamentale per imparare a gestirsi sempre nel quotidiano, e non solo per un breve periodo.

D'altro canto, Virginia Woolf diceva che "un uomo non può pensare bene, amare bene, dormire bene, se non ha mangiato bene".

La terapia cognitivo-comportamentale

Ormai sono molti anni che mi occupo di Medicina del Sonno e, in particolare, di insonnia, e tutte le volte che mi arriva un paziente con insonnia cronica rimane di stucco quando gli spiego che la parte più importante e fondamentale del suo percorso terapeutico non è un farmaco, ma un percorso psicologico e comportamentale.

La prima protesta che ricevo abitualmente è: "Ma io non ho bisogno dello psicologo, voglio solo riposare meglio". La seconda argomentazione di solito è "Ma io non ho tempo, quante volte dovrei venire?". La terza ormai la conosco fin troppo bene: "Ma è troppo faticoso e impegnativo, io devo lavorare e ho bisogno di riposare un numero adeguato di ore".

Molto bene. Mi piacerebbe moltissimo essere come Harry Potter che tira fuori la bacchetta magica, la agita un po' e pronuncia l'incantesimo "Petrificus totalus", nella speranza che il mio paziente crolli a terra rigido e immobile per un tempo indefinito. Ahimè, purtroppo l'arte magica non è una disciplina che insegnano ai corsi di Medicina.

La terapia farmacologica, di cui parleremo più avanti, è senza dubbio fondamentale e necessaria per molte forme di insonnia cronica, ma non per tutte, e soprattutto, spesso da sola non è sufficiente a ripristinare un corretto ritmo sonno-veglia.

Come abbiamo già ribadito più volte nell'arco di questo libro, il nostro cervello è "abitudinario" e per poter riprendere a funzionare bene, ha bisogno di "riadeguarsi" ad un "ritmo" che gli viene imposto e necessita di essere "rieducato" al sonno. Mi spiego meglio.

Capita spesso che quando non dormi bene, trascorri molte ore nel letto: magari ci metti un'ora a prendere sonno, poi ti svegli tante volte nel corso della notte e stai lì a rigirarti e a guardare l'orologio, poi magari ti riaddormenti verso il mattino e, finalmente, recuperi qualche ora dormendo fino alle 8 o alle 9 (almeno alla domenica). Questo meccanismo fa sì che le tue poche ore di sonno (magari 3 o 4 in tutto) siano "spalmate" su un tempo molto più lungo trascorso nel letto (circa 8-9 ore).

Questo fa sì che il letto, che come abbiamo detto dovrebbe servire solo per dormire, diventa invece un luogo in cui tu trascorri molto tempo a pensare, a preoccuparti, e a farti venire l'ansia o brutti pensieri. Il letto diventa un luogo ostile, un luogo "vissuto male"; questo è un "condizionamento negativo" molto comune.

Inoltre, il sonno è "inefficiente". Per efficienza di sonno (SE) si intende il rapporto percentuale tra il tempo di sonno effettivo e il tempo trascorso nel letto, calcolabile mediante una registrazione polisonnografica o (anche se in maniera meno precisa) una registrazione actigrafica.

SE (Sleep Efficiency – Efficienza di Sonno) = TST (Total Sleep Time – Tempo Totale di Sonno) / TIB (Time in Bed – Tempo nel letto) x 100.

Una SE al di sotto dell'85% è considerata insufficiente, anche se la condizione ottimale sarebbe avere una SE al di sopra del 90%. Una SE elevata si associa a una percezione di sonno ristoratore da parte del paziente e pertanto a migliori performance durante il giorno.

La "restrizione di sonno" è una tecnica di psicoterapia cognitivo-comportamentale che ha la funzione di ridurre il TIB, cioè il tempo trascorso nel letto, al fine di aumentare l'efficienza di sonno (SE). Spesso i pazienti sgranano gli occhi a sentirmi pronunciare le parole "restrizione di sonno", perché già dormono poco, e l'idea di "restringere" ulteriormente li spaventa.

In realtà, le ore totali di sonno non vengono ridotte, ma "compattate" in un tempo di sonno inferiore. Il conseguente aumento della SE permette al soggetto di alzarsi più riposato e affrontare le ore diurne con un'altra carica. La cosa fondamentale è, soprattutto nelle prime fasi di questa terapia, "resistere" alla tentazione di coricarsi durante la giornata, o di coricarsi prima alla sera.

Man mano che si raggiunge una buona efficienza di sonno nelle poche ore "concesse nel letto", nelle prime fasi della terapia, si procede allargando poco per volta la finestra della restrizione, sino a raggiungere un numero di ore di sonno continuativo adeguato al paziente.

Certamente, questa è una terapia che può essere faticosa, soprattutto nelle prime settimane, soprattutto nella stagione invernale, quando il buio delle ore mattutine non ci aiuta a svegliarci, e soprattutto in quei soggetti che hanno un coniuge o un compagno che resta nel letto a dormire quando loro si devono alzare.

Tuttavia, è una terapia che dà ottimi risultati, anche sul lungo termine e ci permette di ridurre progressivamente la terapia farmacologica, fino alla completa sospensione. Talora è possibile associare una "fototerapia" al mattino, che consiste nell'esposizione alla luce brillante a 10 mila Lux, al mattino per circa 20 minuti, per favorire l'attivazione dei sistemi di veglia.

La Dott.ssa Valentina Francese, psicologa e psicoterapeuta cognitivo-comportamentale, specializzata in Medicina del Sonno, collabora da anni con il mio gruppo di lavoro, ed è la figura più esperta in questo campo, che direttamente si occupa di condurre gli incontri psico-educativi e il percorso di restrizione di sonno.

Per chi ha piacere di approfondire questo argomento, può leggere l'intervista alla Dott.ssa Francese che è stata pubblicata qualche anno fa sul nostro blog, il cui cuore principale è appunto la terapia cognitivo comportamentale:

https://www.menscpz.it/blog/2019/11/27/insonnia-si-puo-guarire-con-la-terapia-cognitivo-comportamentale-intervista-alla-dott-sa-valentina-francese/

Alla "restrizione di sonno" si devono comunque associare altre tecniche caratteristiche della psicoterapia "cognitivo-comportamentale", il cui scopo è quello di eliminare progressivamente i condizionamenti negativi che, nel tempo, si sono strutturati in maniera inconscia nella mente del paziente, oltre che di educare il paziente ad assumere comportamenti utili a favorire il sonno.

In particolare, la tecnica del "controllo dello stimolo" consiste in una serie di prescrizioni e indicazioni rivolte a riconsolidare l'associazione tra letto e addormentamento, eliminando una serie di attività interferenti con il sonno.

Infine, una parte della terapia psicologica consiste nell'abituare il paziente a utilizzare diverse di tecniche di rilassamento per favorire l'addormentamento, talora eventualmente con il supporto di tecniche neurofisiologiche come ad esempio il bio-feedback. Il bio-feedback è una tecnica di rilassamento utilizzata già da molti anni in diversi campi della neurologia e della psichiatria, come ad esempio nella cura della cefalea cronica o dei disturbi d'ansia.

Il paziente viene collegato, attraverso dei sensori, a un apparecchio che registra diversi parametri fisiologici, come ad esempio la frequenza respiratoria, la frequenza cardiaca, il tono muscolare e la sudorazione cutanea.

Attraverso questo sistema di monitoraggio, collegato ad uno schermo dove è possibile visualizzare l'andamento di tutti i parametri registrati, il soggetto viene progressivamente "educato" a riconoscere stimoli o comportamenti "attivanti" (e quindi da evitare) e stimoli o comportamenti "rilassanti" (e quindi da perseguire).

La ripetizione di questi esercizi di rilassamento in ambulatorio, davanti allo schermo del bio-feedback, aiuta ad assumere poi al domicilio dei comportamenti automatici, mediatori del rilassamento.

In definitiva, quando un paziente mi chiede: "Quante volte devo venire?", io non ho una risposta esatta e chiara da dargli. La mia risposta è: "Vedremo insieme poco per volta come vanno le cose". A volte quattro o cinque incontri sono sufficienti, a volte invece è necessario andare avanti per qualche mese o anche di più.

La terapia dell'insonnia cronica è un percorso che si deve fare insieme, e che deve tenere in considerazione gli aspetti nutrizionali, educativi e comportamentali. La psicoterapia è un passaggio fondamentale per aiutare il nostro cervello a riprendere un ritmo sonno veglia regolare.

La terapia farmacologica è un supporto a volte superfluo, a volte assolutamente necessario, ma comunque transitorio.

La terapia farmacologica

La psicofarmacologia spesso può spaventare, in parte per il pregiudizio storico legato all'assunzione di farmaci che agiscono sul Sistema Nervoso Centrale, in parte per la paura di diventare "dipendenti dal farmaco" e in parte per la vocina che dentro di noi ci dice: "Devo farcela da solo".

Mi rendo conto che sono argomentazioni valide ed è più che comprensibile e giustificabile avere paura di un farmaco che agisce sul sistema nervoso, ma il mio compito è di spiegarti e di convincerti del fatto che le terapie, se fatte in maniera controllata, con il supporto di uno specialista, non sono né pericolose, né dannose per il nostro organismo, e nemmeno rappresentano una "nostra sconfitta personale".

La terapia ci aiuta a stare meglio e, nel momento in cui non servirà più, verrà sospesa. Ci sono pazienti diabetici che trascorrono tutta la vita facendo tre o quattro iniezioni di insulina al giorno, perché l'alternativa è il coma iperosmolare. Non è che siano contenti di farsi l'insulina tutti i giorni, e non è che l'insulina non abbia rischi o effetti collaterali. Tuttavia, lo fanno, perché è l'unico modo che hanno per stare bene.

Gli psicofarmaci forse non sono farmaci salva-vita (tranne che in alcuni casi selezionati), ma in realtà sono molto più maneggevoli e meno pericolosi dell'insulina. Nella terapia dell'insonnia vengono utilizzati per supportare le terapie nutrizionale e cognitivo-comportamentale, soprattutto nelle fasi iniziali, per togliere la componente d'ansia (reattiva) che spesso accompagna l'insonnia cronica, e per migliorare l'aderenza del paziente alle altre terapie, permettendoci di raggiungere buoni risultati in tempi discretamente brevi.

Tanti pazienti mi arrivano dicendomi: "Io farmaci non ne voglio prendere, perché ho paura e preferisco di no". Benissimo, proviamo con la terapia cognitivo-comportamentale, che è sempre comunque la prima indicazione nella insonnia cronica, e con le altre tecniche di supporto; ma a volte purtroppo non bastano.

A volte, la quota di ansia è troppo alta o coesiste un disturbo depressivo subclinico che va trattato, comunque, al di là della qualità del sonno. La prima cosa da fare è sfatare i pregiudizi, poi vincere le proprie paure. Infine, fidarsi del medico e affidarsi ai suoi consigli sarebbe già un ottimo inizio!

Esistono diverse classi farmacologiche che possiamo utilizzare nella terapia dell'insonnia e hanno indicazioni e impiego differente, a seconda del tipo di insonnia e del tipo di paziente. Tra le principali classi farmacologiche possiamo riconoscere:

- Benzodiazepine e Z drugs;
- Antistaminici;
- Antidepressivi;
- Antipsicotici di vecchia e nuova generazione;
- Melatonina e altri rimedi naturali.

Le Benzodiazepine sono i farmaci che potremmo definire "più pericolosi", ma sono anche quelli più utilizzati su larga scala dalla popolazione, e soprattutto utilizzati senza criterio da parte dei pazienti (che spesso ne abusano) e da parte di alcuni medici di base (che li prescrivono senza indagare le cause dell'insonnia).

Infatti, le benzodiazepine sono i farmaci psicotropi che più frequentemente possono dare degli effetti collaterali, quali ad esempio depressione respiratoria (soprattutto negli anziani), sedazione e confusione. Per non parlare poi del fatto che sono i farmaci che più facilmente possono portare a dipendenza dopo gli oppiacei.

Proprio per questo motivo, possono essere utilizzati più tranquillamente nella terapia delle insonnie transitorie, poiché se usati solo per poche settimane, difficilmente portano a fenomeni come tolleranza e dipendenza.

In genere, comunque è sempre meglio non utilizzare le benzodiazepine nelle insonnie croniche, salvo che in alcuni casi, solo come terapia al bisogno di supporto.

Inoltre, un concetto molto importante da tenere a mente nell'utilizzo delle benzodiazepine è che deve sempre essere presa in considerazione la loro emivita. Per emivita di un farmaco si intende il tempo medio in cui la concentrazione ematica di un farmaco si riduce del 50% e, di conseguenza, perde di efficacia.

La classe farmacologica delle benzodiazepine può essere suddivisa in tre categorie: benzodiazepine a breve emivita (dalle 2 alle 4 ore), a lunga emivita (superiore alle 12 ore) e a emivita intermedia (dalle 8 alle 10 ore).

Le benzodiazepine a lunga emivita sono quelle che più facilmente possono dare dipendenza, perché si accumulano per molte ore all'interno delle nostre cellule e le smaltiamo con più fatica, per cui il nostro organismo si "abitua" più facilmente alla presenza del farmaco. Tuttavia, in alcuni casi è necessario usarle.

Ad esempio, mi capita molto spesso che mi arrivi un paziente che mi racconta che non dorme già da molti mesi e che ha provato già diverse terapie senza successo. Mi racconta, infatti, che prende il farmaco che gli è stato prescritto, si corica e si addormenta facilmente. Tuttavia, dopo 3 o 4 ore di sonno, si sveglia immancabilmente e non riesce più a prendere sonno, fino al mattino successivo.

Quando gli chiedo: "Che farmaco sta prendendo?", conosco già la risposta. È piuttosto ovvio che in un paziente che presenta una forma di insonnia intermedia e terminale, prescrivere un farmaco a breve emivita non ha alcun senso.

Il farmaco, infatti, verrà smaltito nell'arco di poche ore e nella seconda metà della notte, quella in cui il soggetto abitualmente si sveglia, sarà scoperto dall'effetto della terapia farmacologica. In questi pazienti, è necessario utilizzare farmaci con un'emivita intermedia, in modo che siano "coperte" le 8-10 ore della notte, e poi non ci siano strascichi di effetti farmacologici al mattino (il famoso effetto hangover).

Pertanto, prescrivere un farmaco (e in particolare una benzodiazepina), senza tener conto del tipo di insonnia del paziente e dell'emivita del farmaco stesso, è un atteggiamento piuttosto miope e soprattutto non efficace nella cura dell'insonnia.

Bisogna poi considerare che ci sono alcune condizioni mediche che controindicano l'utilizzo di benzodiazepine, in particolare tutte le forme di insufficienza respiratoria cronica, come ad esempio nella Bpco (bronco-pneumopatia cronico ostruttiva) e nella Sindrome delle Apnee Notturne.

Le benzodiazepine, infatti, "rilassano" la muscolatura, favorendo il collabimento delle pareti faringee e laringee e riducono il drive respiratorio centrale, favorendo, nei pazienti già predisposti, una condizione di ipercapnia e acidosi respiratoria. Queste condizioni, oltre che a essere pericolose dal punto di vista della salute del paziente, determinano un'ulteriore frammentazione del sonno, determinando di conseguenza, un paradossale peggioramento dell'insonnia.

Derivate delle benzodiazepine sono di recente introduzione le cosiddette "Z" drugs, così chiamate per la caratteristica lettera iniziale del nome delle molecole: Zolpidem, Zopiclone, Zaleplon. Si tratta di un gruppo di molecole che si comportano in maniera molto simile alle benzodiazepine, aiutano l'addormentamento attivando i recettori del Gaba e hanno tutte un'emivita breve o ultra-breve (1-2 ore).

Inoltre, a differenza delle benzodiazepine, hanno molti meno effetti collaterali sul drive respiratorio, e danno meno frequentemente dipendenza e tolleranza. In realtà, per le loro caratteristiche farmacocinetiche (emivita molto breve), possono essere utilizzate solo nelle insonnie dell'addormentamento (insonnie iniziali), oppure come terapia al bisogno o add on per riprendere sonno, dopo un risveglio intermedio particolarmente prolungato.

Proprio per i limiti legati all'utilizzo delle benzodiazepine a emivita lunga e intermedia, nella maggior parte dei pazienti affetti da insonnia cronica, è meglio utilizzare farmaci non benzodiazepinici, come ad esempio i farmaci antidepressivi. L'utilizzo di farmaci antidepressivi spesso può spaventare, ma in realtà presenta tanti vantaggi.

In primis sono farmaci sicuri, che non danno fenomeni come tolleranza e dipendenza, e poi, soprattutto, non danno depressione respiratoria, per cui possono essere utilizzati anche per lunghi periodi in persone anziane con pluri-patologie. Inoltre, hanno un'efficacia più a lungo termine, non legata all'effetto transitorio della singola somministrazione, ma al mantenimento di una concentrazione stabile nel sangue.

Spesso, molti pazienti rifiutano questo tipo di terapia dicendomi: "Ma io non sono depresso, non ne ho bisogno". In realtà, questo tipo di farmaci viene spesso usato off label (ovvero al di fuori delle indicazioni della scheda tecnica) in molte altre condizioni mediche, e non necessariamente in pazienti depressi.

Ciò significa che, in alcuni pazienti, viene prescritto per "curare" la depressione, ma in molti altri, invece, viene prescritto per sfruttarne l'effetto sedativo (non benzodiazepinico) o per gestire la componente ansiosa che spesso accompagna l'insonnia cronica, o ancora per ridurre fenomeni come il craving notturno (l'abitudine di alzarsi di notte affamati e andare in cucina a farsi un bel panino o a sgranocchiare altro cibo spazzatura).

Per ottenere dei risultati stabili, sia dal punto di vista della stabilizzazione del sonno, che dal ripristino dei sistemi neuronali serotoninergici, sono necessari abitualmente almeno sei mesi di terapia, ma la durata del trattamento, ovviamente, può variare in base all'andamento del paziente.

Quando viene raggiunta una buona qualità del sonno, grazie

all'azione sinergica di terapia farmacologica, terapia cognitivo comportamentale e nutrizionale, la terapia viene progressivamente sospesa, in accordo e sotto stretta guida del neurologo curante.

Nei bambini, ovviamente, vengono utilizzati farmaci meno potenti, sia per gli effetti collaterali gravi che questi potrebbero avere sul drive respiratorio di un bambino in età prescolare (con rischio di insufficienza respiratoria, o addirittura morte in culla), sia perché, abitualmente, il sonno dei bambini risponde bene e migliora facilmente con l'utilizzo di sostanze naturali o di melatonina.

Nelle forme più resistenti, basse dosi di antistaminico aiutano il bambino a rilassarsi e ad addormentarsi. Al contrario, nei soggetti adulti l'utilizzo della melatonina è riservato prevalentemente alla terapia dei disturbi del ritmo circadiano e come terapia di supporto alla terapia cognitivo comportamentale.

Infine, nelle forme di insonnia cronica, legate alla presenza di patologie neuro-degenerative come la Malattia di Parkinson o la Demenza, talora le terapie farmacologiche tradizionali non sono sufficienti. È necessario impostare una terapia con neurolettici a basse dosi serali. Ovviamente, in questi casi, in cui l'insonnia cronica è un epifenomeno, un sintomo della patologia degenerativa e ha un substrato organico, la terapia comportamentale non fornisce risultati soddisfacenti.

È necessario utilizzare dei farmaci antipsicotici soprattutto se si presentano fenomeni come allucinazioni o dispercezioni e agitazione notturna.

Giunti al termine di questo lungo excursus sulle terapie, voglio lasciarti anche questa volta una morale della favola:

Non c'è una soluzione uguale per tutti.

Ciascun paziente ha un'insonnia con caratteristiche specifiche e, di conseguenza, dovrà fare un suo percorso terapeutico che include interventi su multipli livelli quali, psico-educativo, cognitivo e comportamentale, nutrizionale, farmacologico.

Infine, non bisogna avere paura dei farmaci, poiché, se usati con criterio, non sono pericolosi e sono un supporto fondamentale per una buona terapia. Ricordati sempre dell'importanza di "aver cura del tuo sonno".

Riepilogo Del Capitolo 4:

- **Segreto n. 1:** Ciascun paziente ha un'insonnia con caratteristiche specifiche e, di conseguenza, dovrà fare un suo percorso terapeutico che include interventi su multipli livelli: psico-educativo, cognitivo e comportamentale, nutrizionale, farmacologico.

- **Segreto n. 2:** È fondamentale imparare e acquisire le regole e le abitudini corrette che ci aiutano a proteggere il nostro sonno e a dormire meglio.

- **Segreto n. 3:** La terapia cognitivo-comportamentale è l'intervento principale e più efficace nella terapia dell'insonnia. Viene utilizzata per risincronizzare il ritmo del sonno e ridare una regolarità al ritmo sonno-veglia, oltre che a lavorare sui condizionamenti negativi e su tecniche di rilassamento.

- **Segreto n. 4:** Modificare le proprie abitudini alimentari, riducendo l'apporto di bevande eccitanti e zuccheri semplici è una tecnica di supporto importante per migliorare la qualità di sonno.

- **Segreto n. 5:** La terapia farmacologica non deve spaventarci, poiché è un valido supporto, soprattutto nelle fasi iniziali, alla terapia cognitivo-comportamentale e ci permette di ottenere risultati più rapidi e più stabili. Tolleranza e dipendenza sono fenomeni che possono comparire solo con alcune classi farmacologiche, se non utilizzate correttamente. Per ciascun tipo di insonnia bisogna scegliere un farmaco adeguato e specifico.

Conclusione

Siamo così giunti al termine di questa lunga maratona sulla Medicina del Sonno. Devo farti i miei complimenti se sei giunto fino alla fine. So che molti concetti possono essere complessi da comprendere, ma sono importanti per capire questo meraviglioso e incredibile fenomeno che influenza in maniera coì straordinaria la qualità della nostra vita: il sonno.

Abbiamo visto come il sonno sia un "pezzetto" fondamentale della nostra esistenza e abbia un ruolo nella gestione del nostro metabolismo energetico, nel consolidamento della memoria, nei processi di riparazione e rigenerazione del nostro sistema nervoso, oltre che nel recupero delle energie.

Abbiamo visto quanti e quali sono i principali disturbi del sonno, e abbiamo esplorato alcuni di essi. Dormi troppo? O troppo poco? Oppure dormi il giusto, ma ad un orario sbagliato? Respiri bene nel corso della notte? Chiacchieri e ti muovi nel sonno? Fai cose strane o pericolose? Hai fastidio alle gambe?

Beh, qualunque sia il tuo problema ora sai che, quando correttamente identificato, il tuo disturbo si può gestire e curare, avvalendosi di terapie farmacologiche e non farmacologiche.

L'insonnia è uno dei disturbi del sonno più frequenti, e circa il 10% della popolazione soffre di insonnia cronica, presentando tuttavia dei pattern di sonno differenti e specifici, a seconda delle cause che l'hanno originata. L'identificazione della tipologia di insonnia e del pattern di sonno notturno è un passo fondamentale per impostare una terapia efficace.

L'insonnia e altri disturbi del sonno hanno un significativo impatto, non solo sul sonno notturno, ma anche sulla qualità di vita diurna, in quanto possono esporre il soggetto al rischio di sviluppare patologie croniche, soprattutto cardiovascolari e dismetaboliche.

I disturbi del sonno, inoltre, hanno un impatto importante anche sulle performance diurne, in particolare sull'attenzione e concentrazione e sulla memoria; oltre al fatto che può instaurarsi un quadro di eccessiva sonnolenza e stanchezza diurna, che espone il soggetto ad un rischio più elevato di incidenti stradali e incidenti sul lavoro, riducendo la sua efficienza e produttività.

Oggi, finalmente, sappiamo come identificare, riconoscere e curare i principali disturbi del sonno. La terapia dell'insonnia cronica e dei disturbi del ritmo circadiano si avvale di interventi integrati su diversi livelli: psico-educativo, cognitivo e comportamentale, nutrizionale e farmacologico.

Imparare ad avere cura del proprio sonno è la parte più importante della terapia. Educarci e abituarci a evitare comportamenti dannosi per il sonno è il primo step: evitare attività stimolanti alla sera, evitare schermi e stimolazioni luminose in camera da letto, evitare l'assunzione di cibi abbondanti e sostanze eccitanti prima di coricarsi, e cercare di impostare una regolarità e un ritmo di risveglio e addormentamento, sincronizzato con il ritmo luce-buio.

L'attività lavorativa a turni è nemica del buon sonno, e talora risulta necessario modificare il turno lavorativo per ripristinare un corretto ritmo sonno-veglia.

La principale terapia che possiamo utilizzare nella gestione dell'insonnia cronica è la terapia cognitivo-comportamentale, che consiste in una forma di psicoterapia, rivolta a eliminare i condizionamenti negativi che con il tempo si creano quando dormi male, a imparare tecniche di rilassamento, a restringere il numero di ore trascorse nel letto a poche ore di sonno efficiente (tecnica di restrizione del sonno). Biofeedback e educazione nutrizionale sono altri step di supporto in questo percorso di terapia integrata.

La terapia farmacologica è un supporto fondamentale per molti pazienti, soprattutto nelle fasi iniziali della terapia, in quanto permette di controllare meglio la componente di ansia reattiva e anticipatoria relativamente alla terapia stessa, e permette di ottenere buoni risultati in tempi abbastanza brevi.

La terapia non deve spaventare, poiché, se viene effettuata in maniera controllata, con il supporto e la supervisione di uno specialista, non comporta problematiche, né il rischio di dipendenza o tolleranza.

La terapia farmacologica viene poi progressivamente sospesa, in base all'andamento della qualità del sonno del soggetto.

Il Centro Medico Mens Cpz di Torino è un ambulatorio specialistico dedicato alla Neurologia, alla Psicologia e a tutte le discipline Neuroscientifiche correlate.

La Medicina del Sonno è una delle principali branche della Neurologia e riveste all'interno di questa struttura un ruolo di primo piano. La Medicina del Sonno è sempre stata, sin da quando ero studentella, una disciplina che mi ha affascinato e appassionato sempre di più, nel corso degli anni di studio, di ricerca scientifica e di lavoro.

Il Centro Medico Mens Cpz mi ha permesso, nel corso degli anni, di creare un gruppo di lavoro ultra-specializzato in Medicina del Sonno, un team integrato e affiatato di specialisti, che mettono le loro capacità e specializzazioni al servizio del paziente che dorme male.

Io devo ringraziare i miei colleghi e collaboratori per l'entusiasmo e la passione che investono, ogni giorno, in questo progetto sanitario, perché sempre, ogni giorno, io mi avvalgo delle loro competenze e del loro supporto per migliorare e ottimizzare le terapie dei nostri pazienti.

Infatti, la terapia dell'insonnia è un percorso integrato, che deve essere fatto insieme, con il supporto di uno o più specialisti, esperti in medicina del sonno, che ti accompagnano e ti guidano attraverso i vari step di miglioramento e guarigione.

Curare il nostro sonno è un'abitudine che dobbiamo "abituarci" ad acquisire a poco a poco. Ovviamente, nel momento in cui si instaura un'insonnia cronica o un altro disturbo del sonno, è necessario effettuare una valutazione clinica completa per impostare un corretto iter terapeutico.

Tuttavia, è importante e fondamentale che la *cura* del nostro sonno avvenga ogni giorno, nel nostro quotidiano. Dormire bene significa vivere bene!

Avere una buona qualità del sonno ci protegge da malattie croniche, e da patologie disimmuni o cardiovascolari. Dormire bene ci fa essere più brillanti durante il giorno, più attenti ed efficienti, meno irritabili, più rilassati e più felici. Iniziamo da oggi, ogni giorno, a far qualcosa per migliorare la nostra qualità del sonno!

Per supportarti in questo percorso di "take care" del tuo sonno, abbiamo creato gruppo Facebook privato, dedicato al sonno e ai suoi disturbi, che è gestito direttamente da me, con il supporto di alcuni collaboratori del Centro Medico Mens Cpz.

All'interno di questo gruppo troverai consigli comportamentali e nutrizionali, suggerimenti pratici e curiosità e avrai modo di confrontarti con altri pazienti che hanno avuto esperienze analoghe alla tua. Spesso, il dibattito è uno spunto che arricchisce. Iscriviti al gruppo Dolce Dormire:
https://www.facebook.com/groups/2143462159118821

Se invece hai bisogno direttamente di un consiglio medico e preferisci esporre in privato il tuo problema, puoi scrivere direttamente a me che, nonostante i mille impegni quotidiani, dedico sempre qualche minuto al giorno per rispondere alle domane dei miei pazienti.

Per cui, per qualunque dubbio o domanda, scrivimi a questo indirizzo: elenapeila@menscpz.it, oppure vienimi a trovare a Torino, presso il nostro Centro Medico.

Trascorriamo dormendo un terzo della nostra vita e quelle otto ore influenzano in maniera drastica la qualità e l'efficienza delle restanti 16 ore di veglia. Il sonno è un pezzetto fondamentale per la nostra esistenza, per la nostra salute, per il nostro benessere e per la nostra felicità.

Il sonno è vita, non trascurarlo!
#sleepislife

Elena Peila, MD, PhD
Centro Medico Mens CPZ s.r.l.
Via G. Rossini 20 f-g, 10124, Torino
011 19453945 – 327 3354384

centromedico@menscpz.it

elenapeila@menscpz.it

www.menscpz.it

https://www.facebook.com/menscpz

https://www.instagram.com/menscpz/?hl=it